腎と泌尿器の しくみ

オールカラー

戸田中央総合病院 特任顧問
東間 紘（監修）

マイナビ

はじめに

　私たちの生きる惑星である地球は、化石燃料により排出される二酸化炭素など温室効果ガスの蓄積の結果、いま大変な危機に瀕しています。これは主として地球の自浄能力を超えた二酸化炭素排出量の増加によるものですが、この50年余りの高度経済成長期において濫伐破壊された熱帯雨林など加速度的に増大した地球環境の破壊による自浄能力の低下にも原因があるといわれています。皆さんが生きるこの21世紀最大の地球的課題は、どうすれば脱炭素社会を実現し人類の外部環境である地球環境の恒常性を回復させ壊滅的破壊から守ることができるかです。

　一方、この地球上で生きる私たちの体には37兆とも60兆ともいわれる多くの細胞があり、それぞれがその役割に応じて物質代謝を活発に行うことにより生命を維持しています。そしてこの生命活動は、体重のおよそ60％以上を占めるとされる体液を通して行われており、これら体液の性状により大きく左右されることは当然のことです。私たちの生命が健康に維持されるためには内部環境であるこれら体液が一定の健康な状態に維持されていることが何より必要であり、生命活動の前提になります。私たちは酸素や水、食物などの栄養素を外部環境である地球からいただき、代謝したエネルギーで生命活動を行い、その代謝廃棄物を主として呼吸と尿として体外へ排出することにより体液を常に一定の健康な状態に保っています。こうした体内環境の恒常性の維持活動があってはじめて私たち人間は生きることができ健康で豊かな生活をおくることができているのです。

　腎・泌尿器は、腎で作った尿を尿路という排泄路を通して体外へ排泄することにより、体内の環境をいつも一定の健康な状態に維持するための器官であり、しくみです。すなわち人体の生命活動にとってなくてはならない基礎となるしくみであり、このはたらきが異常になればそれだけで全身の生命活動は異変をきたすことになります。現在では腎臓のはたらきが低下する腎臓病の存在が、心臓や脳などの病気になりやすくすることも明らかになっています。また、おしっこが近い、出にくい、漏れやすいなど排尿にまつわるさまざまな症状は、それ自体が直接生命を脅かすというものではありませんが、健康で快適な日常生活をおくるうえで大変困ったことであり、高齢社会の現在にあって健康維持や介護の重要課題となっています。

　本書で学ぶ事柄は、これからの健康問題に対処するうえでもっとも基本となるものの1つであり、しっかり勉強していただけるようわかりやすく解説したものです。お役立ていただければ幸いです。

2021年2月、コロナ禍の只中で。

戸田中央総合病院　東間　紘

2

目次

第1章 腎・泌尿器の基本

第2章 腎臓と泌尿器の構造

第3章　腎臓と泌尿器のはたらき

第4章 尿検査でわかること

第5章 腎・泌尿器に起こる症状

第6章 腎・泌尿器の主な疾患

腎臓の外観

ポイント
- 腎臓は長さ10～12cm、幅5～6cmの豆のような形の臓器
- 内側の凹んだ部分を腎門という
- 腎動脈が5本に分かれて支配する領域を腎区域という

内側の凹んだ部分には血管や尿管が出入りする

腎臓は長さ10～12cm、幅5～6m、厚さ4cmほどの臓器です。幅の一方が凹んだ形はえんどう豆によく似ています。全体にほぼ均一な赤褐色で、少しモコモコとした凹凸があります。表面は繊維性の膜に包まれており、つるんとしています。左右の腎臓は凹んだ部分を内側に向け、脊柱を挟んで向かい合っています。

内側の凹んだ部分を腎門といいます。腎門には腎動脈と腎静脈（P.18参照）、尿管（P.44参照）が出入りしています。これらは前方から腎静脈、腎動脈、尿管の順に位置しています。腎門には、腎臓に分布する神経やリンパ管なども出入りしています。

動脈の支配領域によって5つの区域に分かれる

腎動脈は通常5本に分かれて腎臓全体に枝を伸ばしていきます。その動脈は、枝どうしをつなぐ吻合がない終動脈と呼ばれる構造をしています。組織が終動脈によって支配されている場合、血液の迂回路がないため、どこかが詰まってしまうとその先に血液が届かなくなり、血液が届かなくなった組織が壊死してしまいます。

腎臓は枝分かれした動脈が支配する領域によって5つの区画に分けられます（腎区画）。各区画は解剖学的には、上下の部分の上区と下区、前面の上方の上前区と下方の下前区、後面の後区と呼ばれます。上前区・下前区と後区の間には血管の分布が少ないため白っぽく見える部分（ブレーデル白線）があります。

試験に出る語句

腎門
腎臓の内側の凹んだ部分のこと。尿管、腎動脈、腎静脈、神経などが出入りする。

腎区域
腎動脈の5本に分かれた腎動脈のそれぞれが支配する領域。解剖学的には上区・下区、上前区、下前区、後区と呼ばれる。

キーワード

終動脈
枝が枝どうしをつなぐ吻合がない動脈。どこかが詰まると、その先に血液が届かなくなり、血液が届かなくなった組織が壊死する場合もある。

メモ

腎区域の呼び方
腎区域は、上区後面から下前区、上前区、上区、中区、後区、後区と呼ばれることもある。

28

ポイント

このページでまとめられている内容のポイントを箇条書きで挙げています。

3種類の注釈

試験に出る語句

各種資格試験において出題頻度が高い語句をピックアップしています。

キーワード

本文中で大切な用語を解説しています。

メモ

理解を深めるための補足や、さらに詳しい解説を掲載しています。

カラー図解イラスト

腎や泌尿器のしくみを、わかりやすいカラーイラストで図解しています。

コラム

コラムは2種類。 **Athletics Column** は運動やからだに関する幅広い知識を掲載し、**Column** は、ページ内で解説した内容に関する幅広い関連知識を掲載しています。

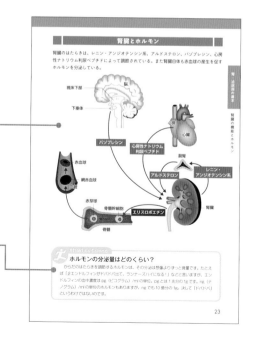

腎臓とホルモン

腎臓のはたらきは、レニン・アンジオテンシン系、アルドステロン、バソプレシン、心房性ナトリウム利尿ペプチドによって調節されている。また腎臓自体も赤血球の産生を促すホルモンを分泌している。

Athletics Column

ホルモンの分泌量はどのくらい？

からだのはたらきを調節するホルモンは、その分泌量は想像よりずっと微量です。たとえば「βエンドルフィンがドバドバ出て、ランナーズハイになる！」などと言いますが、エンドルフィンの血中濃度はpg（ピコグラム）/mlの単位。pgは1兆分の1gで、ng（ナノグラム）/ml単位のホルモンもありますが、ngでも10億分の1g。決して「ドバドバ」というわけではないのです。

23

第 1 章

腎・泌尿器の基本

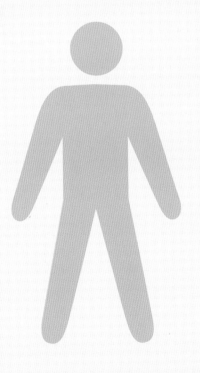

腎臓とはどんな臓器か

ポイント
● 腎臓は脊柱の左右に位置する豆のような形の臓器
● 2つある腎臓の1つを失ってももう1つがきちんと機能する
● 腎臓の仕事は恒常性を保つため不要物を尿として捨てること

腎臓は豆のような形の臓器

　腎臓は2つあり、背中側のウエストより少し上の高さで、脊柱の左右に位置しています（P.26参照）。形はいんげん豆によく似ています。いんげん豆といってもサヤに入った細長いものではなく、白いんげん豆や赤いんげん豆のような楕円形で片方が少し凹んだ形の豆です。特に赤いんげん豆は英語でレッドキドニービーンズといいます。キドニーとは腎臓のことで、色も形もそっくりです。

　2つある腎臓は、がんなどで1つを取り除いても、または重い腎臓病の肉親などに移植するため1つ提供したとしても、残る1つが健康ならきちんと機能してくれるほど高性能の臓器です。

尿をつくること以外にも仕事がある

　腎臓の仕事は尿をつくることです。尿は、単に飲んだ水分が回収されてそのまま出たものではなく、体内でできた老廃物やからだに必要なくなったもののうち水に溶ける成分を捨てるためのものです。不要なものを尿として捨てることで、体液の量や成分、pH、血圧などを一定に保っているのです。このように体内の環境を一定の状態に保つはたらきを**恒常性（ホメオスタシス）**といいます。腎臓は恒常性の維持に欠かせない臓器なのです。

　腎臓の仕事はほかにもあります。血液を漉して尿をつくる腎臓には、常に大量の血液が流れているため、腎臓は血液や血圧を監視していて、問題を発見すると赤血球の量や血圧を調節するためのシグナルを発信しています。

試験に出る語句

恒常性（ホメオスタシス）
外部と内部の環境の変化にかかわらず、体内の環境を一定に保つはたらきやその状態のこと。

メモ

キドニービーンズ
日本語では赤えんどう豆という。チリビーンズなどに使われる。日本の金時豆もいんげん豆の仲間で形や色はほぼ同じだが、品種が違う。

腎臓は背中側にある

2つの腎臓は背中側の脊柱の左右にあり、いんげん豆のような形の赤褐色の臓器。

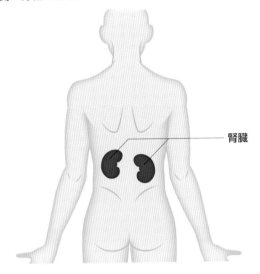

腎臓

腎臓はホメオスタシスの維持にはたらく

ホメオスタシスとは、飲食したものや活動の程度、ストレス、寒さや暑さなどの環境の変化などにさらされても、体液の量やpH、血圧などを一定レベルに保つはたらきのこと。腎臓はホメオスタシスの維持に重要な役割を果たしている。

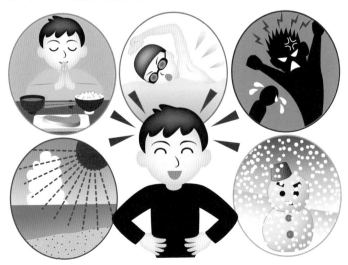

泌尿器とは何か

ポイント
● 泌尿器とは尿をつくり排出する器官の総称
● 泌尿器には、腎、尿管、膀胱、尿道がある
● 男性の泌尿器の一部は生殖器を兼ねている

尿の通り道を構成する泌尿器

　腎臓でできた尿が外に出るまでの通路を尿路といいます。そして尿をつくる左右の腎臓と、尿路を構成する臓器や器官をあわせて泌尿器と呼びます。尿路には、腎臓でできた尿を腎盂から膀胱（P.46参照）へ送る尿管（P.44参照）、尿を排泄するまでためておくタンクとなる膀胱、膀胱から尿を排泄する通路となる尿道があります。尿路はそこを通る尿の成分を変えることはありません。

　尿は腎臓で絶えず少しずつつくられているため、膀胱がなかったら尿は垂れ流しになってしまいます。また膀胱にたまった尿が、意思とは無関係に突然出てしまっては困ります。そこで、膀胱にある程度の量の尿がたまったら尿意を起こして知らせ、トイレに行って排泄するまでがまんするしくみが備わっています（P.96参照）。

男女で違う泌尿器

　泌尿器とその周囲の構造は、女性と男性とでは大きく違っています（P.48参照）。

　女性の場合、尿道は尿を排泄するだけの管で、短くシンプルな構造をしています。膀胱と尿道の後方には子宮と腟があり、妊娠して子宮が大きくなると泌尿器は圧迫されます。また後方の直腸と肛門もすぐ近くにあります。

　男性の場合、尿道は生殖器を兼ねています。女性より長く、周囲にいろいろな組織や器官が付属していて、構造や走行は複雑です。女性のような泌尿器を圧迫する臓器はなく、尿道の出口は肛門から遠くにあります。

試験に出る語句

泌尿器
尿をつくる腎臓と尿路を構成する臓器や器官を泌尿器という。

キーワード

尿路
腎盂、尿管、膀胱および尿道。

メモ

女性と尿路感染症
女性は尿道が短く、尿道口が肛門に近いため、細菌が尿道から侵入して尿路感染症を起こしやすい。

泌尿器を構成する臓器・器官（女性）

泌尿器は尿をつくり尿の通り道となる尿路を構成するもののことで、左右の腎臓、尿管、膀胱、尿道からなる。

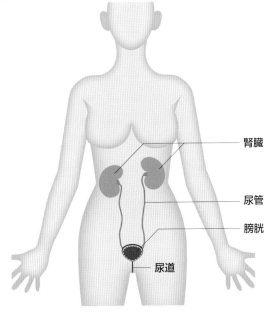

腎臓

尿管

膀胱

尿道

尿道は男女で大きく違っている

女性の尿道は短く、まっすぐに外陰に開く。男性の尿道は生殖器を兼ねていて長く、走行も複雑である。

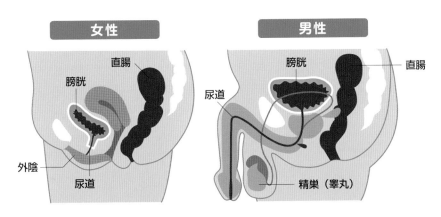

女性

直腸

膀胱

外陰

尿道

男性

膀胱

尿道

直腸

精巣（睾丸）

体液とその組成

- 腎臓は体重の60%を占める体液を調節している
- 体液は細胞内液と細胞外液、経細胞液に分けられる
- 細胞内液はpH7、細胞外液の血液はpH7.4前後である

人体の60%を占める体液

　腎臓のもっとも重要な役割は、体内にある「水＝体液」の恒常性を保つことです。そこで正常な体液の量やその組成について理解しておきましょう。

　成人男性の場合、体重の60%が水です。子どもは70〜80%、女性や高齢者では50〜55%が水とされています。体脂肪には水がほとんど含まれないので、体脂肪の割合が多い人は体液の占める割合も小さくなります。

　体液は、細胞の中にある細胞内液と、細胞の外にある細胞外液、消化管などの管の中にある水分や脳脊髄液などの経細胞液に分けられます。細胞内液は体液の55%を、細胞外液は42.5%を、経細胞液は2.5%を占めます。さらに細胞外液には、血液の液体成分である血漿、臓器や組織の細胞と細胞の間を満たす間質液（組織液）、結合組織や軟骨、骨に含まれるものがあります（右図参照）。

体液に含まれる成分

　体液の大半は水で、その中にナトリウムイオン、カリウムイオン、クロールイオンなどの電解質や、たんぱく質、グルコースなどが溶けています。ただし細胞の中と外とで組成は大きく異なっています。細胞内液はカリウムイオンやリン酸水素イオンが多く、細胞外液にはナトリウムイオンやクロールイオンが多いのが特徴です。細胞内液のpHはほぼ7.0の中性ですが、細胞外液の血漿のpHは7.35〜7.45の弱アルカリ性です。そして腎臓は体液のpHを正常な状態に保つ重要な役割を担っています。

試験に出る語句

体液
体内にある水のこと。成人男性では体重の60%ほどを占める。体液が体重に占める割合は、子どもは多く、女性や高齢者は少ない。

細胞内液
全身の細胞の中にある体液。pH7の中性で、カリウムイオンが多いのが特徴。

細胞外液
血液の液体成分である血漿、間質を満たす間質液など、細胞の外にある体液のこと。血漿のpHは7.4前後の弱アルカリ性。

メモ

子どもは脱水に弱い
子どもはからだが小さいのに対して体重に占める水の割合が高いため、少量の水を失っただけでも脱水状態になりやすい。

人体の60%は水

成人男性の場合、体重の約60%が水である。子どもの場合はそれよりも多く、女性や高齢者では少ない。体内の水を体液という。

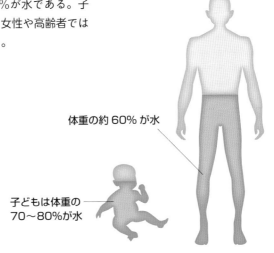

体重の約60%が水

子どもは体重の
70〜80%が水

体液の内訳

体液の55%は全身の細胞の中にある細胞内液で、42.5%が細胞外液、2.5%が経細胞液である。細胞内液とは細胞の中の水、細胞外液のうち血漿は血液の液体成分、間質液（組織液ともいう）は細胞と細胞の間や組織のまわり（＝間質）を満たす水のことである。

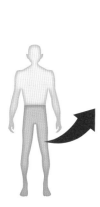

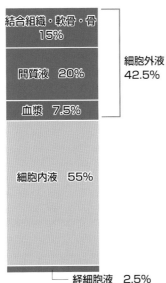

結合組織・軟骨・骨
15%

間質液　20%

血漿　7.5%

細胞外液
42.5%

細胞内液　55%

経細胞液　2.5%

細胞内液・間質液・血漿

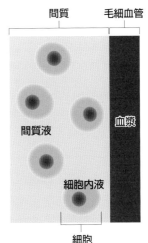

間質　　　毛細血管

間質液

細胞内液

細胞

血漿

腎・泌尿器の
基本

pHを調節する酸塩基平衡

ポイント
- 酸と塩基のバランスを取るしくみを酸塩基平衡という
- 体内でできた酸を打ち消す緩衝系というしくみがある
- 肺や腎臓は不要な酸を捨てて酸塩基平衡に寄与している

人のからだは酸性になりやすい

　水溶液の pH は7が中性、7より低いのが酸性、7より高いのがアルカリ性です。水溶液の pH は水素イオン(H^+)の濃度で決まり、水素イオン濃度が高いほど pH は低く、酸性度が強くなります。水溶液の中で水素イオンを出す物質を酸、水素イオンを受け取る物質を塩基（えんき）といいます。

　人の血漿の pH は pH7.35 〜 7.45の弱アルカリ性です。この正常範囲を超えて酸性またはアルカリ性に大きく傾いてしまうと、不整脈や意識障害などが生じ、重症になると死亡することがあります。ところが人は代謝によって常に酸性になりやすい生き物です。グルコースなどの栄養素を酸素を使って代謝すると二酸化炭素（CO_2）ができ、水（H_2O）と反応すると重炭酸イオン（HCO_3^-）と水素イオンを生じるからです。

緩衝系と肺と腎臓が血漿のpHを維持する

　それでも血漿が弱アルカリ性に保たれているのは、体内で酸を打ち消したり体外に捨てたりするしくみがあるからです。それは、水素イオンと重炭酸イオンが結合して炭酸（H_2CO_3）となることで水素イオンが打ち消される「緩衝系」と、水に溶けると水素イオンを出す二酸化炭素を肺から排出する「呼吸による調節」、腎臓で酸を捨て、重炭酸イオンを再吸収して血漿の pH を上げる「腎臓による調節」で、これらは相互に関係しながら pH を調節しています。このように酸と塩基のバランスを保とうとするしくみを酸塩基平衡（さんえんきへいこう）といいます。

試験に出る語句

緩衝系
体内で生じた水素イオンが、重炭酸イオンと結合して炭酸になり、水素イオンがなくなってpHが上がるしくみ。

酸塩基平衡
酸と塩基のバランスを保とうとするしくみ。体内では、緩衝系、肺による調節、腎臓による調節のしくみがはたらいている。

キーワード

pH、中性、酸性、アルカリ性
pHとは水素イオン指数または水素イオン濃度指数ともいい、水溶液の水素イオン濃度から算出される。7が中性で、数字が小さいほど酸性が強く、数字が大きいほどアルカリ性が強い。

人体は酸性になりやすい

食べたご飯などを消化してできたグルコースを代謝してエネルギーを取り出すと二酸化炭素と水になる。二酸化炭素は水に溶けると酸を生じるため、人体は常に酸性になりやすいといえる。

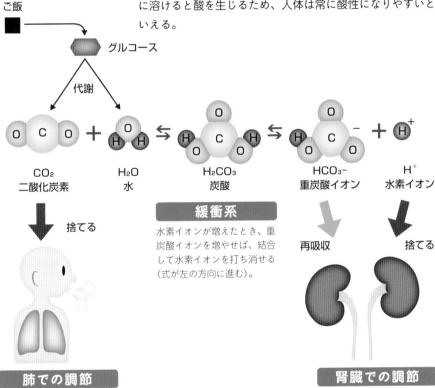

CO₂ 二酸化炭素 ＋ **H₂O** 水 ⇌ **H₂CO₃** 炭酸 ⇌ **HCO₃⁻** 重炭酸イオン ＋ **H⁺** 水素イオン

捨てる

緩衝系

水素イオンが増えたとき、重炭酸イオンを増やせば、結合して水素イオンを打ち消せる（式が左の方向に進む）。

再吸収

捨てる

肺での調節

二酸化炭素を肺で捨てることで酸（水素イオン）を減らす。

腎臓での調節

腎臓で酸を捨て、重炭酸イオンを再吸収することで血漿のpHを上げる。

 Athletics Column

重曹がスポーツパフォーマンスの低下を防ぐ？

重曹（炭酸水素ナトリウム：NaHCO₃）は水に溶けると炭酸水素イオン（HCO₃⁻）を生じるアルカリ性の物質です。激しいスポーツで生じる乳酸や二酸化炭素などの酸性物質はスポーツパフォーマンスを低下させるので、酸を打ち消すために重曹をとる方法があります。ただし、重曹で胃腸の調子が悪くなることがあるので、指導者と相談しながら行いましょう。

腎・尿路に分布する血管

- 腎臓に血液を送る腎動脈は腹部大動脈から左右に出る
- 腎動脈は腎臓に入る前に5つに分岐する
- 腎臓からの血液は腎静脈に集まり下大静脈に入る

大量の血液を腎臓に送り込む腎動脈

　　血液をろ過して尿をつくるため、腎臓には常に体を流れている血液の20～25％にあたる1～1.2ℓ／分という大量の血液が流れています。

　　腎臓に血液を送り込む腎動脈は、横隔膜を貫いて腹部をまっすぐに下行する腹部大動脈から左右に直角に出ています。右腎動脈は下大静脈の後ろを通ります。腎動脈は腎臓に入る前のところで分岐し、腎臓全体に枝を伸ばしていきます。通常分岐は5つで、それぞれの動脈が支配する領域を腎区域といいます（P.28参照）。

　　腹部大動脈は腸骨上縁くらいの高さで2つに分かれ、総腸骨動脈となって左右の下肢に向かいます。そして総腸骨動脈からは骨盤内の膀胱などの臓器に血液を送る内腸骨動脈が分かれています。

動脈の隣を反対方向に走る静脈

　　腎臓でろ過し終わった血液は静脈に集まり、腎静脈前枝と後枝の2本となって腎臓を出ます。腎臓を出た静脈はすぐに合流して左右の腎静脈となり、腎動脈の前を走って下大静脈に直角に入ります。下大静脈が脊柱の右にあるため、左腎静脈のほうが右腎静脈よりも長くなっています。左腎静脈は腹部大動脈の前を通るところで、腹部大動脈とその上から前方に出る上腸間膜動脈に挟まれていて、圧迫されてしまうことがあります（メモ参照）。

　　膀胱などからの血液は、膀胱静脈叢などから内腸骨静脈へ入り、総腸骨静脈、下大静脈へ合流しています。

腎動脈
腹部大動脈から直角に左右に出て腎臓に向かう動脈。腎臓に入る前に通常5つに分岐する。

腎静脈
腎臓からの血液を集めて腎臓を出た2本の静脈が合流した静脈。左右の腎静脈は下大静脈に直角に入っている。

メモ

左腎静脈の圧迫
左腎静脈が腹部大動脈と上腸間膜動脈に挟まれ圧迫されると、血尿が出ることがある。挟まれている様子からこの現象は「くるみ割り現象」と呼ばれる。

腎臓や尿路に関わる血管

腎臓に血液を送る腎動脈は腹部大動脈から出る。腎臓からの血液は左右の腎静脈に集まり下大静脈に入る。

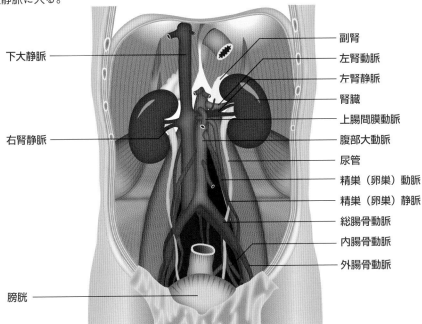

下大静脈

右腎静脈

膀胱

副腎
左腎動脈
左腎静脈
腎臓
上腸間膜動脈
腹部大動脈
尿管
精巣（卵巣）動脈
精巣（卵巣）静脈
総腸骨動脈
内腸骨動脈
外腸骨動脈

左腎静脈は動脈に挟まれている

左腎静脈は、腹部大動脈と上腸間膜動脈に挟まれている。静脈は圧力が低いので、圧力が高い動脈に圧迫され、流れがせき止められて血圧が上昇する。すると血尿が出ることがある。この様子はくるみ割り現象と呼ばれる。

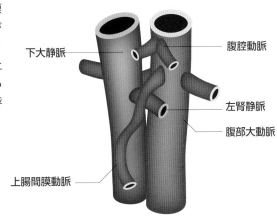

下大静脈

上腸間膜動脈

腹腔動脈

左腎静脈

腹部大動脈

19

腎・尿路の調節に関わる神経

ポイント
- 腎臓には自律神経の交感神経がつながっている
- 腎臓の状態を中枢に伝える求心性神経がある
- 膀胱や尿道には排尿に関わる神経が分布している

交感神経が腎臓の機能を調節している

腎臓の機能の調節には自律神経の交感神経が関わっています。自律神経とは、自分の意思とは関係なくはたらき、全身の血管や臓器などの機能を調節する神経のことで、興奮や緊張時に強くはたらく交感神経と、リラックスしているときに強くはたらく副交感神経があります。一般的に1つの臓器には両方の神経がつながっていてその機能を調節していますが、腎臓につながっているのは交感神経だけといわれています。交感神経は、腎臓から血圧の上昇に関係するレニン（P.86参照）という物質を分泌させることで、尿の量や成分、血圧の調節に関わっています。

腎臓からは中枢神経に腎臓の損傷や酸欠などの異常を伝える求心性神経が出ています。近年、原因不明の重い高血圧の場合に、交感神経と求心性神経の両方を焼き切る治療があり、注目されています。

膀胱や尿道には排尿に関わる神経がつながる

膀胱や尿道には、尿意や排尿に関わるいくつもの神経がつながっています。神経の機能としては、膀胱に尿がたまったことを感知してその情報を伝える感覚神経、自動的に膀胱を収縮させたり弛緩させたりする自律神経の交感神経と副交感神経、自分の意思で尿道口を閉めたり緩めたりする運動神経があります。またこれらの神経は解剖学的には陰部神経、下腹神経、骨盤神経と呼ばれます。

それぞれの神経が排尿の際にどのようにはたらくかは、96ページで詳しく解説しています。

  試験に出る語句

自律神経
内臓の機能を意思とは関係なく調節する神経で、興奮時に強くはたらく交感神経と、リラックス時に強くはたらく副交感神経がある。

キーワード

求心性神経
神経のうち、末梢からの情報を中枢に伝える神経のこと。感覚神経の線維は求心性神経。

メモ

神経を切っても腎臓ははたらく
腎臓につながる交感神経と求心性神経を切っても、腎臓が尿をつくることに大きな支障はない。

腎臓に分布する神経

腎臓につながる神経は、自律神経の線維が複雑に交差して走る腹大動脈神経叢から出る。腎臓には交感神経の線維は届くが、副交感神経の線維はないといわれる。腎臓の状態を中枢に伝える求心性神経も含まれる。

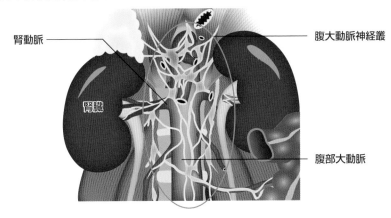

腎動脈
腹大動脈神経叢
腎臓
腹部大動脈

排尿に関わる神経

膀胱や尿道には、尿意や排尿に関わる神経が分布している。

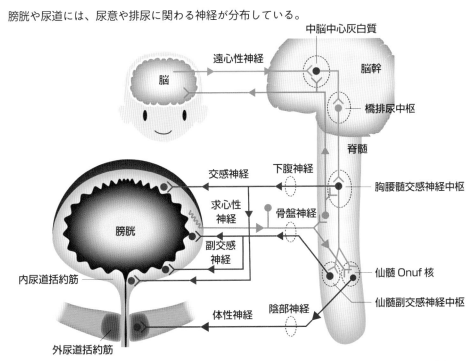

中脳中心灰白質
遠心性神経
脳
脳幹
橋排尿中枢
脊髄
交感神経
下腹神経
胸腰髄交感神経中枢
求心性神経
骨盤神経
膀胱
副交感神経
仙髄 Onuf 核
内尿道括約筋
仙髄副交感神経中枢
体性神経
陰部神経
外尿道括約筋

21

腎臓の機能とホルモン

ポイント
● 腎臓の機能はいくつかのホルモンによって調節されている
● 尿量を調節し、血液量を増減させることで血圧を調節する
● 腎臓も赤血球を増やすホルモンを分泌する

尿をつくる機能に関わるホルモン

　腎臓が尿をつくるはたらきは、いくつかのホルモンによって調節されています。ホルモンとは、それをつくる内分泌器官から分泌され、血液に乗って別の臓器や器官に運ばれ、そこにある特定の細胞に作用して、からだの機能を調節する生理活性物質のことです。腎臓に作用するホルモンは、いずれも血圧を調節するホルモンです。尿として捨てる水分を増減させることによって血液（血漿）の量を調節し、血圧を上げたり下げたりするのです。

　腎臓に作用して血圧を上げるホルモンには、肝臓でつくられる物質が元になるアンジオテンシンⅡ（P.86参照）や副腎皮質から分泌されるアルドステロン（P.88参照）、下垂体から分泌されるバゾプレシン（P.90参照）があります。逆に血圧を下げるホルモンには、心臓でつくられる心房性ナトリウム利尿ペプチド（P.92参照）があります。これらのホルモンは、それぞれ腎臓の機能の何にどう作用するかが違います。

腎臓から分泌されるホルモン

　腎臓は本来ホルモンを分泌する内分泌器官ではありませんが、血液を増やすホルモンを分泌しています。

　腎臓は大量に流れてくる血液をチェックしていて、酸素が足りないとエリスロポエチン（P.62参照）というホルモンを分泌します。エリスロポエチンは血液に乗って血球をつくる骨髄に届き、酸素を運ぶはたらきをする赤血球の産生を促します。

試験に出る語句

アンジオテンシンⅡ
肝臓でつくられるアンジオテンシノゲンが、腎臓からのレニンと肺からのACEによって最終的にアンジオテンシンⅡに変化する。血圧を上げる作用がある（P.86参照）。

キーワード

内分泌器官
ホルモンを分泌する器官。下垂体、甲状腺、副腎、卵巣・精巣などがある。

腎臓とホルモン

腎臓のはたらきは、レニン・アンジオテンシン系、アルドステロン、バゾプレシン、心房性ナトリウム利尿ペプチドによって調節されている。また腎臓自体も赤血球の産生を促すホルモンを分泌している。

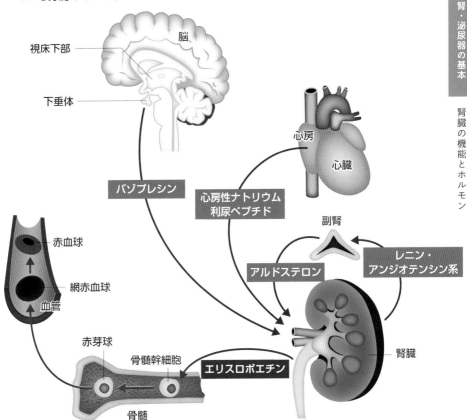

視床下部
下垂体
脳
心房
心臓
バゾプレシン
心房性ナトリウム利尿ペプチド
副腎
アルドステロン
レニン・アンジオテンシン系
赤血球
網赤血球
血管
赤芽球
骨髄幹細胞
エリスロポエチン
腎臓
骨髄

ホルモンの分泌量はどのくらい？

からだのはたらきを調節するホルモンは、その分泌は想像よりずっと微量です。たとえば「βエンドルフィンがドバドバ出て、ランナーズハイになる！」などと言いますが、エンドルフィンの血中濃度は pg（ピコグラム）/ml の単位。pg とは 1 兆分の 1g です。ng（ナノグラム）/ml の単位のホルモンもありますが、ng でも 10 億分の 1g。決して「ドバドバ」というわけではないのです。

腎移植と歴史

　腎臓が徐々に傷んで腎不全になると、もはや腎臓が元通りに治ることはなく、生きるためには透析療法（P.154 参照）をするか、誰かから腎臓をもらう腎移植をするしかありません。

　日本で腎移植が初めて行われたのは 1910 年だったといいます。ただしこれは動物を使った実験的なもので、なおかつ自家腎移植といってその個体の腎臓を取り出して別の場所に移植するものだったそうです。初めて人間の患者さんに他人の腎臓が移植されたのは 1956 年（新潟大学）でしたが、これは急性腎不全の患者さんを救命するための一時的なものでした。腎移植を受けた患者さんは命をとりとめ、その後移植した腎臓は壊死したため摘出されたとか。そして移植した腎臓が患者さんのからだに定着し、そのはたらきで元気に生きられるようにとの目的で行われた腎移植が成功したのは 1964 年（東京大学）。東京オリンピックが開催された年ですね。

　移植する腎臓は、移植を受ける患者さんの組織の型と合っていなければなりません。型が合わないと患者さんの免疫が移植された腎臓を異物とみなして攻撃し、拒絶反応が起きるからです。そのため、きょうだいなどの血縁者がドナー（提供者）となり、片方の腎臓を患者さんに移植する生体腎移植が行われることがあります。健康な腎臓は 1 個だけでも機能するので、ドナーにほとんど支障はありません。ただし残った 1 個が傷んでしまうと困りますから、健康的な生活を心がける必要があります。

　また、事故などで亡くなった人の腎臓をもらう献腎移植があります。生前に臓器提供の意思を示していたり、遺族の承諾がある場合などに提供していただきます。いずれの場合も組織の型が完全に一致することはまれなので、拒絶反応を抑えるための免疫抑制薬を飲みつづけることになります。しかし透析の必要がなくなり、生活の質は格段に向上します。自分に何かあったときに臓器を提供するか否かは自由意志。どうするか意思決定したら、運転免許証や健康保険証にその意思を明記しておきましょう。

第 2 章

腎臓と泌尿器の構造

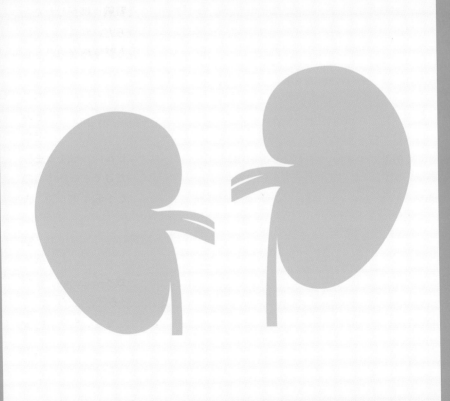

腎・泌尿器はどこにある

ポイント
● 腎臓は脊柱の左右にあり、凹んだところを内側に向かい合う
● 右の腎臓は上に肝臓があるため左よりも少し低い
● 膀胱は骨盤の中におさまっている

腎臓は後腹膜臓器である

腎臓は腹腔の背中側の壁にくっつくように位置していま
す。腹腔にある臓器の多くは腹膜と呼ばれる膜に包まれて
いますが、腎臓は腹膜の外、腹腔の後ろの壁と腹膜の間に
あります。このように腹膜の後ろ側にある臓器は後腹膜臓
器（腹膜後器官）と呼ばれます。

左右の腎臓は凹んでいるところを内側に向け、脊柱を挟
んで向かい合っています。第12胸椎から第2腰椎くらいの
高さ、ウエストより少し上のあたりにあり、一部が肋骨に
隠れています。ただし右の腎臓は上に肝臓があるため左よ
りも少し低い位置にあります。

腎臓の上には副腎がついています。副腎はステロイドホ
ルモンなどを分泌する内分泌器官です。名称から腎臓の補
助装置のようですが、腎臓とは独立した器官です。

腎臓から尿管、膀胱、そして尿道へ

腎臓の内側の凹んだ部分からは尿管（P.44参照）が出て、
下腹部にある膀胱に向かって下行しています。

膀胱（P.46参照）は骨盤の中に入っていて、恥骨の上縁
から少し頭をのぞかせています。腎臓から出た尿管は膀胱
の後ろの壁に接続しています。膀胱の後方には、女性の場
合は腟と子宮が、男性は直腸があります。また膀胱の上に
は小腸がおさまっています。

膀胱の下からは尿道（P.48参照）が出ています。尿道の
構造は男女で大きく異なります。

尿管、膀胱、尿道も腎臓と同様、後腹膜臓器です。

試験に出る語句

後腹膜臓器（腹膜後器官）
腹部の臓器の多くは二重の
腹膜に包まれているが、腹
膜の後ろに位置していて腹
膜に包まれていないものも
ある。それらを後腹膜臓器
という（腹膜後器官ともい
う）。腎臓や膀胱などの泌
尿器のほか、膵臓、十二指
腸などがある。

キーワード

ステロイドホルモン
コレステロールからつくら
れるホルモンのこと。副腎
から分泌されるアルドステ
ロンや糖質コルチコイド、
アンドロゲン、卵巣からの
エストロゲンやプロゲステ
ロンなどがある。

腎臓の位置

左右の腎臓は脊柱を挟んで位置する。第12胸椎から第2腰椎くらいの高さにある。腹部の内臓の多くを包む腹膜の後ろにある後腹膜臓器である。

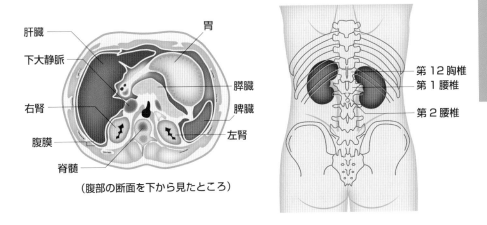

肝臓
下大静脈
右腎
腹膜
脊髄

胃
膵臓
脾臓
左腎

第12胸椎
第1腰椎
第2腰椎

（腹部の断面を下から見たところ）

泌尿器の位置

腎臓から出た尿管は腹部を降り、骨盤の中におさまっている膀胱につながる。膀胱の下から尿道が出ている。

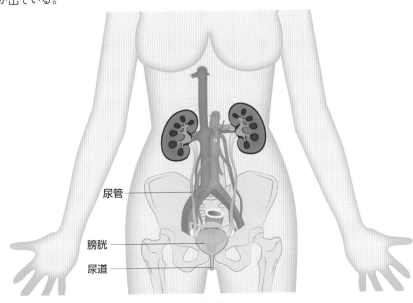

尿管
膀胱
尿道

（女性）

腎臓と
泌尿器の
構造

腎臓の外観

ポイント
● 腎臓は長さ10〜12cm、幅5〜6cmの豆のような形の臓器
● 内側の凹んだ部分を腎門という
● 腎動脈が5本に分かれて支配する領域を腎区域という

内側の凹んだ部分には血管や尿管が出入りする

腎臓は長さ10〜12cm、幅5〜6cm、厚さ4cmほどの臓器です。幅の一方が凹んだ形はえんどう豆によく似ています。全体にほぼ均一な赤褐色で、少しモコモコとした凹凸があります。表面は線維性の膜に包まれており、つるんとしています。左右の腎臓は凹んだ部分を内側に向け、脊柱を挟んで向かい合っています。

内側の凹んだ部分を腎門といいます。腎門には腎動脈と腎静脈（P.18参照）、尿管（P.44参照）が出入りしています。これらは前方から腎静脈、腎動脈、尿管の順に位置しています。腎門には、腎臓に分布する神経やリンパ管なども出入りしています。

動脈の支配領域によって5つの区域に分かれる

腎動脈は通常5本に分かれて腎臓全体に枝を伸ばしていきます。その動脈は、枝どうしをつなぐ吻合がない終動脈と呼ばれる構造をしています。組織が終動脈によって支配されている場合、血液の迂回路がないため、どこかがつまってしまうとその先に血液が届かなくなり、血液が届かなくなった組織が壊死してしまいます。

腎臓は枝分かれした動脈が支配する領域によって5つの区域に分けられます（腎区域）。各区域は解剖学的には、上下の部分の上区と下区、前面の上方の上前区と下方の下前区、後面の後区と呼ばれます。上前区・下前区と後区の間には血管の分布が少ないため白っぽく見える部分（ブレーデル白線）があります。

試験に出る語句

腎門
腎臓の内側の凹んだ部分のこと。尿管、腎動脈、腎静脈、神経などが出入りする。

腎区域
腎動脈から5本に分かれた動脈のそれぞれが支配する領域。解剖学的には上区、上前区、下前区、下区、後区と呼ぶ。

キーワード

終動脈
動脈が分岐した枝どうしをつなげる血管＝吻合がない動脈。迂回路がないので、どこかがつまるとその先が壊死する梗塞が起こる。

メモ

腎区域の呼び方
腎区域は、泌尿器科では尖区、上区、中区、低区、後区と呼ぶことがある。

腎臓の外観

腎臓の表面は線維被膜でおおわれつるんとしている。内側の凹んだ部分の腎門には血管や尿管、神経などが出入りする。

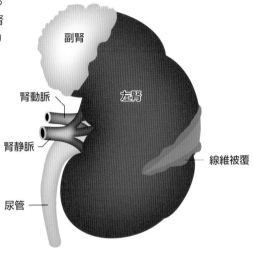

副腎

腎動脈

腎静脈

左腎

線維被覆

尿管

腎区域

腎臓は、腎動脈が5本に分かれた動脈のそれぞれが支配する5つの区域に分けられる。解剖学的には上区、上前区、下前区、下区、後区と呼ばれる。

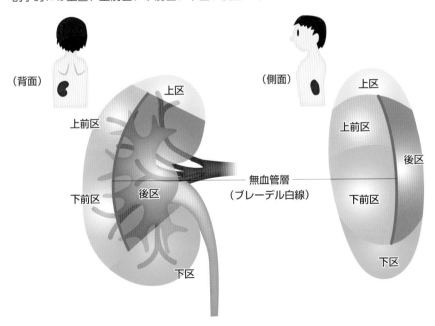

（背面）

（側面）

上区

上前区

後区

下前区

後区

下区

上区

上前区

後区

下前区

下区

無血管層
（ブレーデル白線）

腎臓の断面に見えてくるもの

● 腎臓表面に近い皮質と中心に近い髄質とに分けられる
● 1つの腎錐体と外側の皮質、両側の腎柱を腎葉という
● 動脈は分岐してネフロンに血液を供給し、静脈に集まる

皮質と髄質に分けられ、髄質には腎錐体が並ぶ

腎臓を前後に半分に切断した断面を見ると、全体に均一ではなく、部分的に色が違うのが見えます。色が違うのはそこに違う構造の組織があるからです。

まず表面に近い部分を皮質、内側の部分を髄質といいます。髄質に並んでいる扇のような形の組織を腎錐体、2つの腎錐体の間に皮質と同じような組織が入り込んでいるところを腎柱といいます。1つの腎錐体を中心にその外側の皮質と腎柱を含む部分を腎葉といいます。

腎錐体の突出した部分が腎乳頭で、ここにはまっている漏斗のようなものを小腎杯といいます。小腎杯は腎乳頭から出てくる尿を受け止めるカップです。いくつかの小腎杯が合流した部分を大腎杯、さらに全部の腎杯が合流して広くなったスペースを腎盂（腎盤ともいう）といいます。そして腎盂の先が尿管になります。

腎臓内で分岐し、そして集まる血管の走行

腎動脈は通常5本に分岐して腎門から入り、さらに分岐しながら各区域に枝を広げています。分岐した動脈は腎柱を腎錐体に沿うように走り（葉間動脈）、カーブして腎錐体に沿って皮質と髄質の間を通り（弓状動脈）ます。そして弓状動脈からは腎臓の表面に向かって皮質を走る枝が（小葉間動脈）、さらに小葉間動脈からは尿をつくるユニットであるネフロン（P.42参照）に入る枝が出ています。

ネフロンを通った血液を集める静脈は、ほぼ動脈と平行して反対方向に走り、腎門を出ていきます。

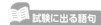

試験に出る語句

皮質、髄質
腎臓の表面に近い部分を皮質、中心に近い部分を髄質という。髄質には腎錐体が並ぶ。

腎錐体
髄質に並ぶ扇型の組織。中心側に突出した部分を腎乳頭という。

腎葉
1つの腎錐体とそれに付随する皮質、両側の腎柱を含む部分。

腎杯
腎乳頭にはまっている杯型のカップ、またはいくつかの小腎杯を集める部分。

腎盂
すべての腎杯が集まる広い部分。尿管へとつながる。

腎臓の断面

表面に近い部分を皮質、中央に近い
部分を髄質という。髄質には腎錐体
が並ぶ。腎錐体につく腎杯は集まっ
て腎盂となり、尿管につづく。

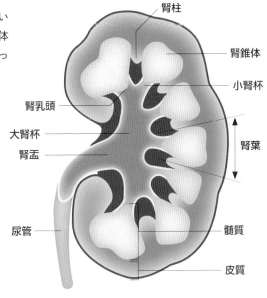

腎柱

腎錐体

小腎杯

腎乳頭

大腎杯

腎盂

腎葉

尿管

髄質

皮質

腎臓の断面の血管

腎動脈は5本に分かれて各区域に枝
を伸ばす。腎柱を腎錐体に沿って走
り、カーブして皮質と髄質の間を走
って皮質に小葉間動脈の枝を伸ばす。
小葉間動脈からはネフロンに入る枝
が出る。ネフロンからの血液を集め
る静脈は動脈とほぼ平行して逆方向
に走る。

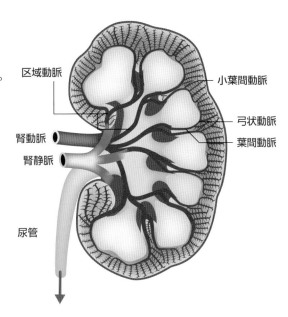

区域動脈

小葉間動脈

弓状動脈

葉間動脈

腎動脈

腎静脈

尿管

31

皮質と腎錐体には何がある

ポイント
● 皮質には尿をつくるユニットであるネフロンの腎小体がある
● 髄質には尿細管や集合管、血管が走っている
● 得意分野が違う傍髄質ネフロンと皮質ネフロンがある

皮質には腎小体、髄質には尿細管や血管がある

　皮質を拡大していくと、直径200μmほどの丸いものと、そこにつながる細い管や毛細血管などが見えます。この丸いものは腎小体で、血液から尿をつくるユニットのもっとも重要な部分です。すべての腎小体はこの皮質と腎柱に配置されています。

　髄質の腎錐体には、腎小体はなく細い管が主に縦方向に、一部は網の目をつくって走っています。ここにあるのは、腎小体につながる尿細管と尿細管が合流した集合管、細い動脈と静脈、毛細血管です。

　皮質にある腎小体とそこからつながる尿細管が腎臓の最小単位で、これをネフロン（腎単位、P.34参照）といいます。ネフロンは1つの腎臓に約100万個あるとされています。尿細管が合流している集合管はネフロンには含まれません。

皮質ネフロンと傍髄質ネフロン

　ネフロンには2つのタイプがあります。それは、髄質に近いところに腎小体がある傍髄質ネフロンと、それ以外のネフロン（皮質ネフロンという）です。全体の80％は皮質ネフロンで、残りの20％が傍髄質ネフロンです。

　傍髄質ネフロンは尿細管が皮質ネフロンより長いのが特徴です。また尿細管を構成する上皮細胞や尿細管をとりまく血管の様子なども皮質ネフロンと違っています。そして傍髄質ネフロンは、尿をつくるしくみにおいて特別な役割を持っています（P.74参照）。

試験に出る語句

腎小体、尿細管、ネフロン
腎臓で尿をつくるユニットをネフロンという。ネフロンは腎小体と尿細管からなる。

集合管
尿細管を集めて髄質を腎乳頭に向かって走る管。

キーワード

傍髄質ネフロン
「傍」は近くにある、かたわらなどの意味。髄質に近いところに腎小体があるネフロンを傍髄質ネフロンという。髄質の浸透圧の調節に重要な役割をする。

皮質と髄質には何があるのか

皮質には腎小体が配置されている。髄質の腎錐体には尿細管や集合管、血管が走る。

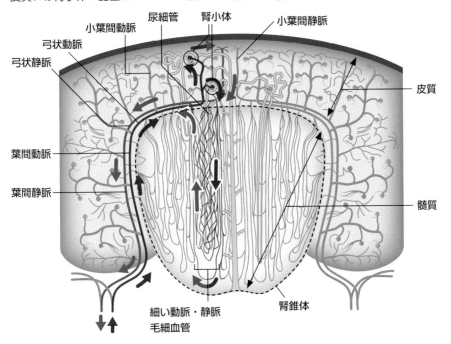

小葉間動脈　尿細管　腎小体　小葉間静脈
弓状動脈
弓状静脈
皮質
葉間動脈
葉間静脈
髄質
細い動脈・静脈　腎錐体
毛細血管

皮質ネフロンと傍髄質ネフロン

腎小体が髄質に近いところにあるものを特に傍髄質ネフロン、それ以外を皮質ネフロンという。特に尿細管をとりまく血管に違いがある。

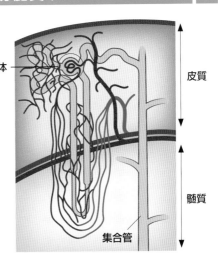

腎小体
皮質
髄質
集合管

33

ネフロンが腎臓の最小単位

ポイント
- 尿をつくる最小単位のネフロンは腎小体と尿細管からなる
- 腎小体は糸球体とボウマン嚢からなる
- 尿細管は皮質と髄質を行き来して集合管に合流する

腎小体と尿細管からなるネフロン

　尿はネフロンと呼ばれるユニットでつくられます。ネフロンは、腎皮質にある丸い腎小体とそこからつながる尿細管で構成されており、これに周囲の血管が関係しています。ネフロンは1つの腎臓に約100万個あり、そのそれぞれが絶えず少量ずつ尿をつくっています。

　腎小体は、毛細血管が毛糸玉のようにぐるぐる巻きになった糸球体と、それを包むボウマン嚢という袋でできています。糸球体に血液を送り込むのは腎動脈が何度も分岐して細くなった輸入細動脈で、糸球体を通った血液は輸出細動脈によって糸球体から出ていきます。

皮質から腎錐体へ行って戻る尿細管

　ボウマン嚢からは尿細管が出ていきます。尿細管はまず腎小体の近くでくねくねと曲がって走ったのち、まっすぐに腎錐体のほうに走ります。その途中で急に細くなったあと、腎錐体の中で180度折り返し、少し走るとまた太くなって皮質に戻ってきます。このまっすぐに下って戻る部分をヘンレループといいます。

　皮質に戻った尿細管は腎小体の輸入細動脈と輸出細動脈でできたV字の部分にくっついて傍糸球体装置（P.36参照）を構成し、再びくねくねと曲がりながら皮質内を走り、そののち集合管に入ります。集合管にはほかのネフロンからの尿細管が次々に合流しています。

　そして尿細管のまわりには、糸球体を出た輸出細動脈から分岐してできた毛細血管がとりまいています。

試験に出る語句

ネフロン
腎小体と尿細管からなる。片方の腎臓に100万個あるとされる。

尿細管
皮質の腎小体から出て髄質を走ってUターンして皮質に戻る管。

輸入細動脈、輸出細動脈
腎小体の糸球体につながるのが輸入細動脈、腎小体を出るのが輸出細動脈。糸球体で毛細血管を構成したのち、もう一度動脈となる。

集合管
尿細管が合流する管。ネフロンには含まれない。

尿をつくるユニット「ネフロン」

皮質にある腎小体、そこからつながり皮質から髄質に走りUターンして戻り、集合管につながる尿細管をネフロンという。糸球体から出て尿細管をとりまく血管もネフロンのはたらきに重要な関わりを持つ。

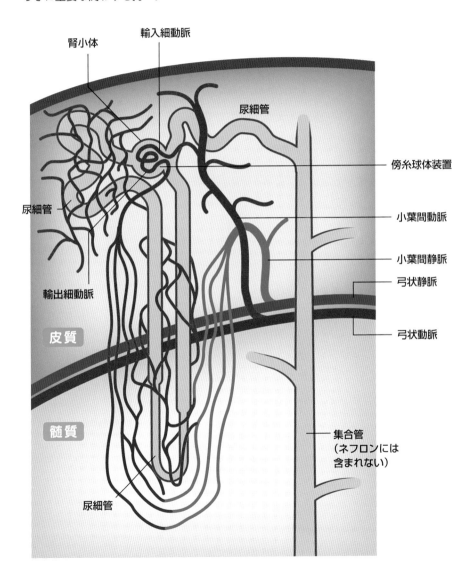

腎小体

輸入細動脈

尿細管

傍糸球体装置

小葉間動脈

小葉間静脈

弓状静脈

弓状動脈

尿細管

輸出細動脈

皮質

髄質

集合管
（ネフロンには
含まれない）

尿細管

腎小体の構造

- 腎小体は毛細血管の糸球体と風船状のボウマン嚢からなる
- 腎小体が尿生成の最初の段階である原尿の生成を行う
- 腎小体に出入りする血管の部分には傍糸球体装置がある

毛糸玉のような糸球体をボウマン嚢が包む

腎小体は直径200μmほどの装置で、毛細血管でできた糸球体と、風船状のボウマン嚢で構成されています。この腎小体が尿をつくる最初の段階、血液を漉して原尿をつくる仕事 (P.66参照) をしています。

糸球体は毛細血管が毛糸玉のようにぐるぐる巻きになったものです。毛細血管とは本来、動脈が何度も分岐して細くなり太さ5〜20μmくらいになった血管のことで、動脈と静脈の間にあり、全身の組織で網目状の構造をつくって組織に酸素や栄養素を供給し、老廃物を回収する役割を担うものです。しかし糸球体の毛細血管は少し違います。その仕事は酸素などの供給ではなく、血液のろ過です。また糸球体に出入りする血管は前だけでなく後も動脈です。

そしてボウマン嚢は、風船状のものに外から糸球体が押し込まれたような構造で糸球体をおおい、糸球体から漉し出されてくる原尿を受け取ります。

センサーなどの機能を持つ傍糸球体装置

糸球体に出入りする輸入細動脈と輸出細動脈でできたV字型のエリアには、特別な機能を持つ傍糸球体装置があります。輸入・輸出細動脈の部分に遠位尿細管 (右ページ参照) が接していて、その隙間を糸球体外メサンギウム細胞が埋めています。また遠位尿細管の壁には緻密斑という特殊な部分が、輸入細動脈の外側には傍糸球体細胞があります。これらがセンサーや情報の中継の役割を果たし、糸球体でのろ過量や血圧の調節に関わっています。

 試験に出る語句

腎小体
糸球体とボウマン嚢からなる。直径200μmほどの装置で腎臓の皮質と腎柱にある。片方の腎臓に100万個ある。

糸球体
輸入細動脈からつづく毛細血管がぐるぐる巻きになったもの。糸球体毛細血管の血圧は50mmHg前後と高く、維持されている。

ボウマン嚢
糸球体を包む袋。風船状のものに外から糸球体がめり込んだような構造をしている。

 キーワード

メサンギウム細胞
腎小体にだけある特殊な細胞で、傍糸球体装置にある糸球体外メサンギウム細胞と、糸球体の中にある糸球体内メサンギウム細胞がある。

腎小体の構造

腎小体は毛細血管がぐるぐる巻きになった糸球体と、それを包むボウマン嚢からなる。血液をろ過して原尿をつくる。糸球体内の血圧はほぼ 50mmHg と高くなっている。

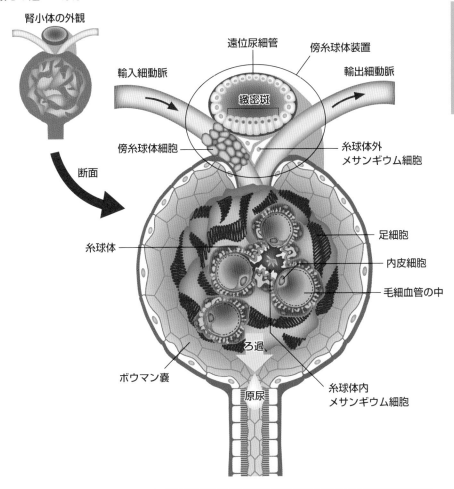

腎小体の外観

遠位尿細管

傍糸球体装置

輸入細動脈

輸出細動脈

緻密斑

断面

傍糸球体細胞

糸球体外
メサンギウム細胞

糸球体

足細胞

内皮細胞

毛細血管の中

ろ過

ボウマン嚢

糸球体内
メサンギウム細胞

原尿

COLUMN ボウマン、メサンギウムって何？

　ボウマン嚢は発見したイギリスの外科医で解剖学者のウィリアム・ボウマンからとった名称です。メサンギウムは人名ではなく、スイスの Zimmermann という人が meso（間質）と angium（血管）からつくった造語で「血管間膜」の意味。医学に出てくるカタカナは人の名前が多いのですが、例外もいろいろあります。

糸球体の微細構造

ポイント
● 糸球体の毛細血管は有窓性血管である
● 糸球体の血管の外には糸球体基底膜と糸球体上皮細胞がつく
● 糸球体の毛細血管はメサンギウム領域で支えられている

糸球体の血管壁は3層構造

　腎小体の中心である糸球体の構造をさらに細かく見ていきましょう。

　糸球体をつくる毛細血管の壁は、70〜100nm ほどの穴がたくさん開いた内皮細胞でできています。このような毛細血管を有窓性血管（ゆうそうせいけっかん）といいます。その外側は、細い線維が絡み合ってできた網状の糸球体基底膜（きていまく）でおおわれています。この網の目の大きさは3〜4nm といわれます。さらにその外側には糸球体上皮細胞と呼ばれる細胞がびっしりついています。糸球体上皮細胞は中心からタコのように何本かの足が出ていて、そこにヒトデのように小さい突起（足突起（そくとっき））がたくさんついた構造をしており、足細胞とも呼ばれます。足突起どうしが互いに組み合い、組み合った足突起の間に20〜40nm のスリット状の隙間があります。

　このように糸球体の壁は3層でできていて、中を流れる血液のうち、この壁の隙間を抜けられる物質がボウマン嚢のほうに漉し出されるしくみになっています。

メサンギウム領域が毛細血管を固定している

　糸球体の毛細血管どうしの隙間は、メサンギウム細胞（糸球体内メサンギウム細胞）とそのまわりのメサンギウム基質で埋められています。この部分をメサンギウム領域といいます。この領域に面した血管壁には糸球体基底膜と足細胞はありません。メサンギウム領域は、毛細血管がほどけないように支えるとともに、毛細血管を引っ張ったり戻したりして中の血流を調節しています。

試験に出る語句

糸球体上皮細胞
タコのような足にヒトデのような小さい突起を持つ細胞で、糸球体の毛細血管の外につく。組み合った突起の隙間から原尿が漉し出される。

メサンギウム領域
糸球体の血管どうしの隙間を埋めている領域。糸球体内メサンギウム細胞とメサンギウム基質からなる。血管を支えるとともに、血流の調節にも関わる。

キーワード

有窓性血管
毛細血管の壁をつくる内皮細胞に穴が空いている血管。穴を通して物質が通る。糸球体の毛細血管は有窓性血管である。

糸球体の血管の断面

糸球体の毛細血管の隙間にはメサンギウム細胞とメサンギウム基質からなる領域があり、血管を支えている。

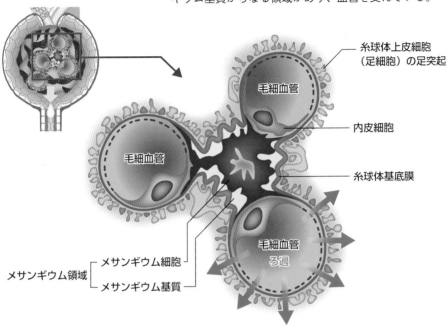

糸球体の毛細血管壁の構造

糸球体の毛細血管の壁は、内皮細胞に穴が空いている有窓性血管と、その外をおおう糸球体基底膜、一番外側の糸球体上皮細胞の3層構造になっている。血管内の物質は内皮細胞の穴と基底膜の網の目、足突起の間のスリット状の隙間を通って濾し出される。

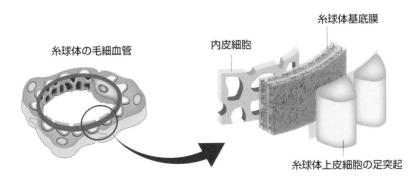

尿細管の構造

ポイント
- 走行により近位曲部、ヘンレループ、遠位曲部に分類される
- ヘンレループは太さと方向で4つの部分に分けられる
- 壁の細胞の違いによって3つに分ける分類もある

走行によって3つの部分に分けられる尿細管

尿細管はボウマン嚢から出て集合管に合流するまでの管で、いくつかの部分に分けられます。まず尿細管の走り方によって、ボウマン嚢から出て腎小体の近くをくねくねと走る近位曲部、急にまっすぐになって腎錐体に向かい、その先で180度折り返してくるヘンレループ、腎小体の近くに戻って再びくねくねと走る遠位曲部の3つの部分にわけられます。またヘンレループは、折り返す前に急に細くなり、折り返したあとまた急に太くなります。この最初の太い部分を近位直尿細管、細くなって折り返すまでの部分を細い下行脚、折り返した細い部分を細い上行脚、そこから太くなった部分を遠位直尿細管といいます。

部位によって壁の細胞が違っている

尿細管の太さが違うのは、壁をつくる上皮細胞の構造が違うからです。近位曲部やヘンレループの近位直尿細管は、内側に太さや長さが違う微絨毛がびっしりはえた細胞でできていて、これらはまとめて近位尿細管と呼ばれます。微絨毛の部分は顕微鏡でハケ（漢字で刷子などと書く）のように見えるため、ここを刷子縁といいます。

ヘンレループの細い下行脚と上行脚の壁は、扁平で薄い上皮細胞でできていて、これらの部分はまとめて中間尿細管と呼ばれます。また遠位直尿細管と遠位曲部の壁は刷子縁のない細胞でできており、これらの部分を遠位尿細管といいます。尿細管はその走行や壁の細胞の違いによって、各部の尿の生成に果たす役割が違っています。

 試験に出る語句

近位曲部、遠位曲部
尿細管が腎小体の近くでくねくねと曲がって走る部分。ボウマン嚢を出てすぐの部分を近位曲部、ヘンレループを経て戻ってきた部分を遠位曲部という。

ヘンレループ
まっすぐに腎錐体に向かい、Uターンしてまっすぐに皮質に戻ってくる部分のこと。途中、急に細くなり、また太くなる。

近位尿細管
近位曲部とヘンレループの近位直尿細管のこと。微絨毛を持つ細胞でできている。

遠位尿細管
ヘンレループの遠位直尿細管（太い上行脚）と遠位曲部の一部のこと。微絨毛を持たない細胞でできている。

 キーワード

刷子縁
刷子とはハケのこと。細胞にある微絨毛の部分が顕微鏡で見るとハケのように見えたことから刷子縁と呼ばれた。近位尿細管では原尿のおよそ60〜90%という大量の原尿を再吸収できるように、刷子縁などで再吸収面積を大きくしている。

腎小体のボウマン嚢から出し、く
ねくねと曲がって走る部分、ま
っすぐに腎錐体に向かってU
ターンしてくる部分、再び腎小
体の近くで曲がって走る部分に
大別される。

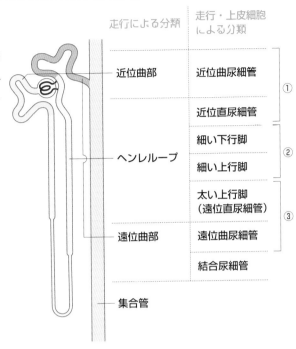

微絨毛を持つ部分、薄い細胞で
できている部分、微絨毛を持た
ない細胞でできている部分があ
る。

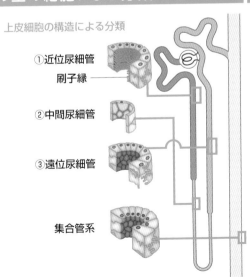

腎臓と泌尿器の構造

尿細管の構造

41

ネフロンの血管の走行

● 輸入細動脈は小葉間動脈から出て糸球体に入る
● 輸入細動脈と輸出細動脈は壁に平滑筋を持ち血流を調節する
● 輸出細動脈は分かれて毛細血管となり尿細管をとりまく

輸入・輸出細動脈は糸球体の血流を調節する

　ネフロンの糸球体に入る輸入細動脈の源流は腎門から入った腎動脈です。腎動脈は5本の区域動脈に分かれ、腎錐体に沿って走る葉間動脈となり、皮質と髄質の間を走る弓状動脈となります。葉間動脈や弓状動脈からは次々に皮質に向かう小葉間動脈の枝が出ており、この小葉間動脈からネフロンの糸球体に入る輸入細動脈が出ています。そして輸入細動脈は毛細血管になって糸球体を形成したのち、輸出細動脈となって糸球体を出ます。

　輸入細動脈と輸出細動脈は、毛細血管のように1層の内皮細胞だけでできているのではなく、内皮細胞の層の外に平滑筋の層と外膜を持っています。この平滑筋は血管を収縮・拡張させ、糸球体への血流や血圧を調節するはたらきをしています（P.68参照）。

輸出細動脈は毛細血管になって尿細管をとりまく

　糸球体を出た輸出細動脈は、枝分かれしながら再び毛細血管となって腎錐体を走っていきます。一部は尿細管周囲毛細血管と呼ばれる網状の構造をつくり、尿細管のヘンレループのまわりをとりまいています。また一部は直細動脈となってヘンレループと並走してまっすぐに腎錐体を下り、Uターンして直細静脈となって上行します。この直細動脈と直細静脈は傍髄質ネフロンで発達しています。

　そして尿細管周囲毛細血管と直細静脈は合流して弓状静脈に入り、葉間静脈、区域静脈、腎静脈となって腎臓を出ていきます。

試験に出る語句

輸入細動脈、輸出細動脈
小葉間動脈から輸入細動脈が出て、毛細血管となって糸球体をつくり、輸出細動脈となって糸球体を出る。

尿細管周囲毛細血管
尿細管のまわりをとりまく網状の毛細血管。

直細動脈、直細静脈
ヘンレループと並走してまっすぐに腎錐体を走る動・静脈。特に傍髄質ネフロンで発達している。

キーワード

細動脈と毛細血管
細動脈は直径100〜200μmで、壁は内皮細胞、平滑筋層、外膜の3層でできている。毛細血管は直径5〜20μmで、壁は1層の内皮細胞だけでできている。

細動脈と毛細血管の構造

輸入・輸出細動脈は壁に平滑筋を持つ。糸球体をつくる毛細血管は1層の内皮細胞でできている。糸球体の毛細血管は、内皮細胞に穴が空いている有窓性血管である。

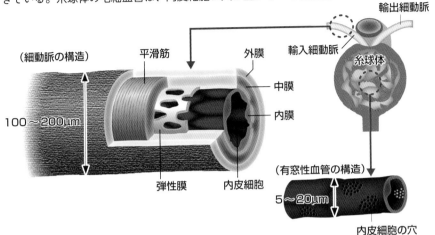

（細動脈の構造）　平滑筋　外膜

輸出細動脈

輸入細動脈

糸球体

100〜200μm

中膜

内膜

弾性膜　内皮細胞

（有窓性血管の構造）

5〜20μm

内皮細胞の穴

（右余白・縦書き）
腎臓と泌尿器の構造

ネフロンの血管の走行

ネフロンをとりまく血管の走行

輸入細動脈は小葉間動脈から出る。輸出細動脈は尿細管周囲毛細血管や直細動脈・直細静脈となって尿細管をとりまき、小葉間静脈へと集まる。

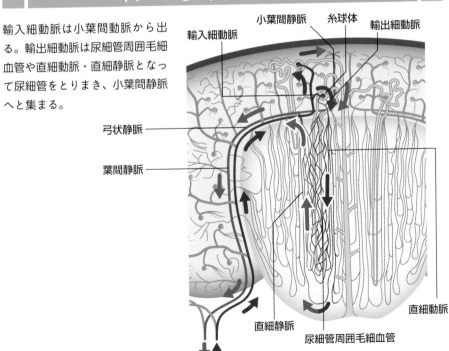

輸入細動脈　小葉間静脈　糸球体　輸出細動脈

弓状静脈

葉間静脈

直細静脈　尿細管周囲毛細血管　直細動脈

腎臓と
泌尿器の
構造

腎盂と尿管の構造

ポイント
● 腎錐体から出る尿を受ける腎杯が集まって腎盂となる
● 腎盂から膀胱に尿を送る尿管には生理的狭窄部がある
● 尿管の壁にある平滑筋が尿を膀胱まで送っている

尿を集める腎盂と膀胱へ送る尿管

　　ネフロンの尿細管は集合管に合流し、集合管は腎錐体の腎乳頭に口を開いています。そして腎乳頭には、集合管の出口から出てくる尿を受けるため漏斗状の小腎杯がカパッとはまっています。いくつかの小腎杯は大腎杯に集まり、中央の腎盂（腎盤）に集まっています。

　　腎盂は尿管へとつづきます。尿管は腎臓から膀胱へ尿を送る管で、長さは約25cm、太さは5mm ほどです。途中の3箇所で少し細くなっているところがあり、これらを生理的狭窄部といいます。それは、腎盂から尿管に移行するところ、尿管と総腸骨動脈が交差するところ、尿管が膀胱に入るところの3箇所です。狭窄部には腎盂などでできた結石がひっかかり、激痛をともなう尿管結石を発症することがあります（P.176参照）。

尿管や膀胱の粘膜は移行上皮でできている

　　尿管の壁は、内側から粘膜、平滑筋層、外膜の3層でできています。粘膜は**移行上皮**（P.47の図参照）と呼ばれる構造をしています。移行上皮とは、これを構成する細胞が通常は背の高い形をしていて、引き延ばされると細胞の1つ1つが扁平な形に変わる上皮のことです。膀胱にも見られ、泌尿器に特徴的なため尿路上皮とも呼ばれます。

　　また中層の平滑筋層は、尿管に**蠕動運動**を起こして尿を膀胱の方向に送ります。このはたらきのおかげで、寝ているときでも尿は停滞することなく先へと送られ、膀胱にたまっていくことができます。

試験に出る語句

尿管の生理的狭窄部
尿管が狭くなっているところ。腎盂から尿管に移行する部位、総腸骨動脈と交差する部位、膀胱に入る部位の3箇所。

移行上皮
上皮を構成する細胞が、通常は背が高い形で、上皮が引き伸ばされると細胞が扁平な形に変化する上皮のこと。泌尿器に特有なため尿路上皮とも呼ばれる。

キーワード

蠕動運動
消化管にも見られる動き。管が虫が這うような動きをして中のものを先へと送る。

腎錐体からの尿を受ける腎杯

腎錐体の腎乳頭には、集合管から出てくる尿を受ける小腎杯がはまっている。小腎杯は集まって大腎杯となり、腎臓の中心部の腎盂に集まる。

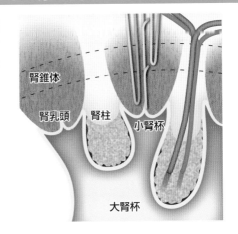

腎錐体
腎乳頭　腎柱　小腎杯
大腎杯

尿管の走行

腎盂から出た尿管は腹部を下行して膀胱に入る。途中3箇所で少し狭くなっている（生理的狭窄部）。

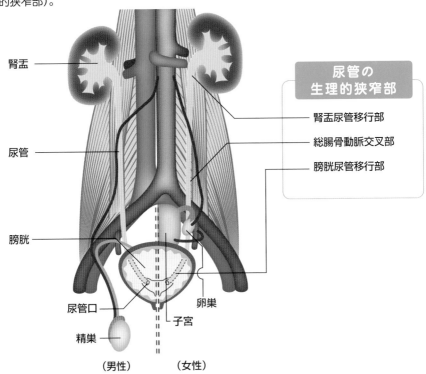

腎盂

尿管

膀胱

尿管口

精巣

子宮

卵巣

（男性）　　（女性）

尿管の生理的狭窄部

腎盂尿管移行部

総腸骨動脈交叉部

膀胱尿管移行部

膀胱の構造

ポイント
- 膀胱壁は粘膜、平滑筋、外膜の3層構造
- 膀胱後下方の尿管口と下方の尿道口でできる膀胱三角
- 尿管は膀胱に斜めに入っているため尿の逆流が起きにくい

尿管口と内尿道口でできる膀胱三角

膀胱は出口を下に向けた風船のような袋で、壁は内側から粘膜、平滑筋層、外膜の3層でできています。膀胱が空のとき壁の厚さは1.5cmほどで、粘膜にはシワがよっており、天井が落ちるようにしてぺたんこになっています。粘膜は尿管（P.44参照）と同じように移行上皮（尿路上皮）でできていて、膀胱が伸縮するのに合わせて細胞が形を変えます。さらに平滑筋も伸縮性に富んでいるため、尿がたまってきて膀胱がふくらんでくると、天井が持ち上がるだけでなく、壁が薄くなり、粘膜も引き伸ばされてシワがなくなっていきます（P.94参照）。

膀胱の後ろの壁の下方には尿管がつながる尿管口（にょうかんこう）があります。左右の尿管口と下方の尿道への出口（内尿道口、P.48参照）とで構成される三角形のエリアは膀胱三角（ぼうこうさんかく）と呼ばれます。膀胱三角の部分はほかの部分に比べてシワがなく、伸縮性が乏しいのが特徴です。

尿が尿管に逆流しないしくみ

尿管は、膀胱壁に対して斜めに突き刺さるように入っています。尿管が膀胱壁を貫くトンネルは通常はぺたんこに閉じていますが、尿が送られてくるとそこについているワルダイエル鞘（さや）という平滑筋が収縮し、トンネルを広げて尿を通します。また膀胱に尿がたまってくると膀胱壁が引き伸ばされ、なおかつ膀胱内圧が高まって、トンネルが中から押しつぶされます。このしくみによって尿は膀胱から尿管に逆流しにくくなっています。

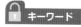
試験に出る語句

尿管口
尿管からの尿が膀胱に入ってくる口。膀胱の後下方の壁にある。

膀胱三角
左右の尿管口と尿道への出口（内尿道口）で構成される三角形のエリア。シワがなく伸縮性に乏しい。

キーワード

ワルダイエル鞘
尿管が膀胱壁を貫いているトンネルの壁にある平滑筋。尿管壁の平滑筋が発達したもの。収縮するとトンネルが開く。

膀胱の構造

風船のような形の袋で、下方に尿道につながる内尿道口がある。後上方の壁には尿管がつながる尿管口がある。膀胱が空のとき、壁は厚く粘膜にはシワがよる。

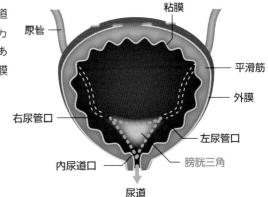

粘膜
尿管
平滑筋
外膜
右尿管口
左尿管口
膀胱三角
内尿道口
尿道

粘膜の移行上皮（尿路上皮）

粘膜を構成する細胞は、背の高い円柱状の形から扁平な形まで変形することができる。

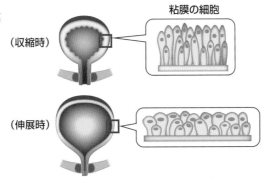

粘膜の細胞
（収縮時）
（伸展時）

尿管は膀胱に斜めに突き刺さっている

尿管は膀胱壁を斜めに貫いている。尿がたまって膀胱壁が引き伸ばされ、内圧が高まると、トンネルがつぶれて尿の逆流がおさえられる。

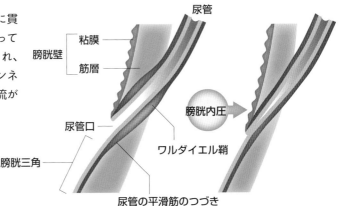

尿管
膀胱壁 ┤ 粘膜 / 筋層
尿管口
膀胱三角
膀胱内圧
ワルダイエル鞘
尿管の平滑筋のつづき

47

尿道の構造

- 尿道は膀胱から尿を排泄する管である
- 男女で異なるが、内・外尿道括約筋がある点は共通している
- 男性の尿道は生殖器を兼ねている

女性の尿道はシンプルで短い

　膀胱から尿を排泄する管が尿道です。尿道の構造は男女で大きく異なりますが、膀胱の出口にあたる内尿道口に内尿道括約筋が、骨盤底の前半分につく尿生殖隔膜を貫く部分に外尿道括約筋がついている点は男女とも共通です。この2つの括約筋はそれぞれコントロールするしくみが違いますが、通常は尿が漏れないように閉じていて、排尿するときに開くようになっています（P.96参照）。

　女性の尿道はシンプルです。膀胱の下にある内尿道口からやや前方に向かって下り、外陰の腟口の前に口を開いています。この出口が外尿道口です。長さは4cmほどととても短いため、外陰からの細菌が尿道から膀胱へと侵入しやすい傾向があります。

男性の尿道は長く、走行が複雑

　男性の尿道は生殖器を兼ねています。長さは16〜20cmと長く、走行やその周囲の構造も複雑です。膀胱の下にある内尿道口を出ると前立腺の中を通り、その途中で精管と精嚢からの射精管が合流しています。

　前立腺を出て尿生殖隔膜を貫く部分には外尿道括約筋があり、そのすぐ先で尿道球腺（カウパー腺）からの管が合流しています。その先の尿道の周囲には尿道海綿体と陰茎海綿体がついていて、陰茎を形成したのち、亀頭の先の外尿道口に口を開きます。男性の場合、尿道が長いうえ外尿道口が肛門から遠いため、女性のように細菌が尿道から膀胱に侵入する可能性は低いといえます。

試験に出る語句

内尿道括約筋
膀胱下部の尿道につづく部分にある括約筋の役割をする部分。男性はその範囲が大きいが、女性は狭い。

外尿道括約筋
尿道が尿生殖隔膜を貫く部分につく筋肉。男性のほうが厚い。

🔒 キーワード

尿生殖隔膜
膜という名前だが、筋肉の層でできている。骨盤の底を塞ぐようにつく筋群のうち前半分の部分で、尿道や腟が貫通する。

女性の尿道とその周囲

女性の尿道は短い。内尿道口から斜め前下方に走り、腟口の前の外尿道口に開く。

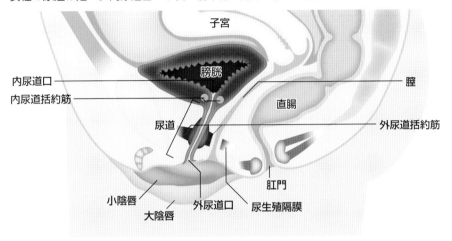

子宮
膀胱
内尿道口
内尿道括約筋
腟
直腸
尿道
外尿道括約筋
小陰唇
外尿道口
肛門
大陰唇
尿生殖隔膜

男性の尿道とその周囲

男性の尿道は生殖器を兼ねていて、女性より長い。途中で射精管などと合流し、海綿体とともに陰茎を構成し、亀頭の先の外尿道口に開く。

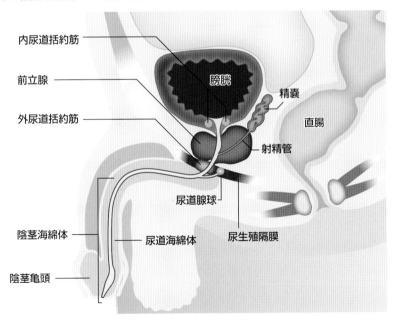

内尿道括約筋
前立腺
外尿道括約筋
膀胱
精嚢
直腸
射精管
尿道腺球
陰茎海綿体
尿道海綿体
尿生殖隔膜
陰茎亀頭

iPS細胞を使って腎臓をつくる最先端医療

　再生医療の技術が急速に発展しています。再生医療は、傷んだり失ったりした組織や臓器を人工的につくって移植し、健康を取り戻す技術です。中でも京都大学iPS細胞研究所所長の山中伸弥氏が開発したiPS細胞による再生医療は、その最先端を走っています。iPS細胞はからだからとった細胞を初期化してどんな細胞にもなれる幹細胞にしたもの。iPS細胞でつくった網膜や心筋の組織はすでに人への移植が行われており、その研究は実用化に向けいわば最終段階に入っています。

　腎臓についてもiPS細胞を使った再生医療の研究が進んでいます。なんとiPS細胞からネフロンと集合管をつくることに成功し、さらにその組織をマウスに移植したところ、血管がつながったことが確認できたというのです。腎臓の構造がどれほど複雑で繊細かは本書を読めばわかっていただけるはず。その腎臓の組織をつくったとは！　まるでSF映画の世界のような話が現実になりつつあるのです。研究チームは報告で「作製した腎組織は小さく、構造も未熟なため、透析療法が必要になる患者の体内に移植して尿を作るなどの機能はまだありません」としていますが、その成果と今後の発展は、大きな期待をもって見守りたいところです。

　腎臓の機能が著しく低下した場合、腎臓の機能を代替する透析療法（P.154参照）が必要になります。透析療法が必要になる原因疾患の第1位は糖尿病性腎症で、糖尿病患者も透析療法を始める人が年々増えています。方法によっても異なりますが、透析療法には1人年間400万円〜600万円の医療費がかかります。自己負担は諸制度によって月1万円程度まで抑えることができますが、公費負担額は増え、医療費の高騰の要因にもなっています。

　iPS細胞による腎臓が完成し実用化されれば、透析療法にかかる医療費を大幅に削減できます。それに何よりも患者さん本人や家族にとって元気で新しい腎臓は、生活上の制限や心身の負担を解消し、毎日の暮らしに幸せをもたらす希望の星となるのです。

第 3 章

腎臓と泌尿器のはたらき

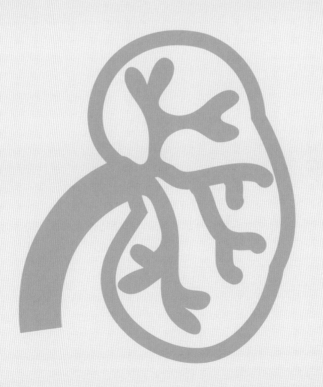

腎臓のはたらきの概要

ポイント
- 腎臓は体内の余分な水や電解質、老廃物を捨てている
- 血圧の調節に直接的または間接的に重要な役割を果たす
- 赤血球の産生の促進や骨の代謝にも関わっている

余分な水や電解質、老廃物を尿にして捨てる

腎臓は尿をつくる臓器であり、尿はからだにとって余分な水や電解質、体内でできた老廃物などのうち水に溶ける物質を捨てるためのものです。つまり腎臓は体内環境のホメオスタシスを維持するために尿をつくっているのです。腎臓の機能が悪くなると体内に余分な水や老廃物がたまってしまい、ひどい場合は命に関わります。腎臓が調節しているのは、水、ナトリウムやカリウムなどの電解質、体液のpHなどです（P.54～56参照）。また体内でたんぱく質などを分解してできる尿素、クレアチニン、尿酸などの物質を捨てています（P.58参照）。

血圧の調節、赤血球の産生、骨の代謝

腎臓は血圧の調節にも重要な役割を果たします（P.60参照）。腎臓が体内の水やナトリウムの量を調節することで循環血液量が増減し、血圧が調節されるのです。また腎臓は血圧を調節するホルモンの分泌にも関与しています。

腎臓は骨髄での赤血球の産生を促します。腎臓は常に大量に流れてくる血液をモニターしていて、酸素が足りないと酸素の運搬を担う赤血球を増やすホルモンをつくって分泌するのです（P.62参照）。

腎臓はカルシウムの代謝と骨の強さにも関わっています（P.64参照）。血中のカルシウム量を調節するほか、腸でのカルシウムなどの吸収を促すビタミンDを活性化するはたらきを持っています。この機能は主に副甲状腺から分泌されるホルモンによって調節されています。

試験に出る語句

尿
余分な水や電解質、体内でできた代謝産物などが混ざったもの。腎臓でつくられて排泄される。尿によっていらないものを捨てることで体内の環境が維持できる。

メモ

腎機能の低下
腎臓の機能が著しく低下すると、心不全や肺水腫、致死性不整脈などを起こして死に至る可能性がある。

腎臓の機能

腎臓は尿をつくって余分な水や老廃物を捨てるだけでなく、血圧の調節や赤血球の産生、骨代謝にも関わっている。

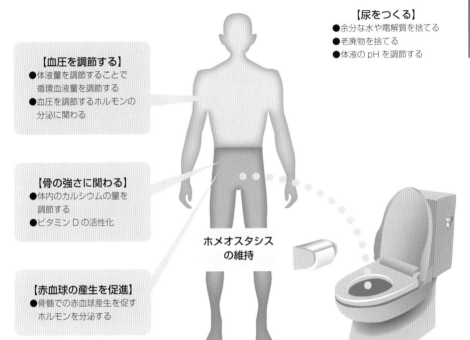

【尿をつくる】
- 余分な水や電解質を捨てる
- 老廃物を捨てる
- 体液の pH を調節する

【血圧を調節する】
- 体液量を調節することで循環血液量を調節する
- 血圧を調節するホルモンの分泌に関わる

【骨の強さに関わる】
- 体内のカルシウムの量を調節する
- ビタミン D の活性化

【赤血球の産生を促進】
- 骨髄での赤血球産生を促すホルモンを分泌する

ホメオスタシスの維持

COLUMN ## 筋肉は負荷をかければ強くなる。では腎臓は？

筋肉は適度な負荷をかけると強く太くなります。しかし、負荷がかからないとどんどん衰えます。では腎臓はどうでしょう。腎臓への負荷といえば血圧です。また、過剰な塩の摂取も腎臓に負荷をかけます。筋肉と異なり、腎臓にとってこれらの負荷はただ負担になるだけ。やがて疲弊して組織が傷んでいってしまいます。そのため、腎臓にはあまり負荷はかけないようにしましょう。

尿の役割①
体液の水と電解質の調節

ポイント
- 水を飲みすぎたら薄い尿、水分不足なら濃い尿をつくる
- 過剰なナトリウムイオンは血圧を上げるので、余分は捨てる
- 腎臓でカリウムを捨てられないと心停止する可能性もある

体内の水分量を適正に保つ

　人体の60%は水です。この水が減って脱水（P.146参照）状態に陥ると、循環血液量が減って血圧が下がり、血液を全身に十分に循環させることができなくなります。また尿として捨てられなくなった老廃物が体内にたまるうえ、汗を出して体温を下げることもできなくなります。逆に余分な水分を尿として捨てられないと、全身にむくみ（P.144参照）が生じ、循環血液量が増えて心臓に負担がかかり、肺に水がたまって呼吸困難になってしまうことがあります。

　私たちが飲食で摂取する水分や、発汗などで出て行く水分量は毎日違いますが、腎臓はそういった状況の違いに応じて尿量を調節し、体内の水分量を一定のレベルに保っています。水分をたくさん飲んだときは薄い尿を大量につくり、たくさん汗をかいたのに水分摂取量が少なかったときは捨てる水を減らして濃い尿を少量出すようにします。

ナトリウムやカリウムなどの電解質の調節

　電解質の調節で特に重要なのはナトリウムイオン（P.80参照）です。ナトリウムイオンは食べた塩（NaCl）が吸収されて血漿に溶けたもので、血漿の浸透圧を上げて血管に水を引き込みます。過剰になると循環血液量の増加と血圧の上昇をまねくので、余分は尿として捨てるのです。

　カリウムイオン（P.82参照）の調節も重要です。腎臓の機能に問題があってカリウムイオンを捨てられず、血中のカリウム濃度が高くなりすぎると、心臓の機能に異常をきたし、ひどい場合は心停止することもあります。

試験に出る語句

脱水
体内の水分量が足りなくなった状態。水だけが足りなくなる場合と水と電解質ともに足りなくなる場合がある。循環血液量が減って血圧が下がり、ひどい場合は死亡することもある。

キーワード

むくみ
浮腫ともいう。間質液が過剰になった状態。何らかの原因で血漿が過剰に間質に漏れ出したり、間質液が血管やリンパ管に回収されず、増えてしまった状態。

体内の水分量を調節する

体内の水分量は過剰でも不足してもいけない。水分の摂取量や発汗の程度などの状況にあわせて尿量を変え、体内の水分量を適正に保つ。

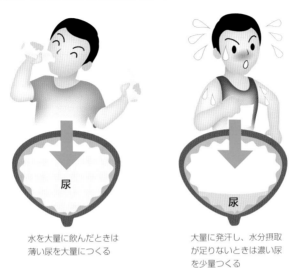

水を大量に飲んだときは
薄い尿を大量につくる

大量に発汗し、水分摂取
が足りないときは濃い尿
を少量つくる

ナトリウムイオンは血漿の浸透圧を上げる

半透膜を隔てた右側に塩を加えると、右側の浸透圧が上がる。すると水が左から右に引き込まれ、右側の水量が増える。塩を取りすぎると血漿（右側）の量が増え、血圧が上がるメカニズム。

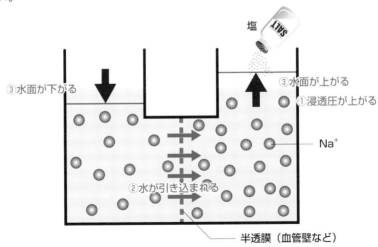

③水面が下がる

塩

③水面が上がる

①浸透圧が上がる

Na⁺

②水が引き込まれる

半透膜（血管壁など）

尿の役割②
血液のpHを維持する

ポイント
● 人の血液はpH7.4前後に維持されなければならない
● 腎臓が地道に血液のpHを正常範囲に維持してくれている
● 血液のpHを異常にするアシドーシスとアルカローシス

地道にpHを維持してくれる腎臓

　人の血液はpH7.35〜7.45の弱アルカリ性に保たれていなければなりません。しかし私たちが食べるものは毎日同じではなく、活動の程度も日々違うため代謝によって発生する物質も一定ではなく、血液のpHは常に揺れ動きます。

　16ページで説明したように人体は酸性に傾きやすく、それでも血液のpHが7.4前後という狭い範囲に維持されているのは、酸を打ち消す緩衝系や酸を生じる二酸化炭素を呼吸によって排出するしくみ、腎臓で酸を捨て重炭酸イオンを再吸収するしくみがあるからです。これらのしくみのうち腎臓のはたらきに即効性はありませんが、常に地道な作業でpHの維持に努めているのです。

アシドーシスとアルカローシス

　代謝異常などの病気で血液のpHが大きく変化してしまうことがあります。血液のpHを下げるような作用やその状態をアシドーシス、その結果pHが7.35より低くなった状態をアシデミアといいます。逆にpHを上げるような作用やその状態をアルカローシスといい、血液のpHが7.45より高くなった状態をアルカレミアといいます。

　アシドーシスは糖尿病や呼吸不全などで、アルカローシスはひどい嘔吐などで起こります。そしてこのような状態になったときも、肺や腎臓がはたらいて血液のpHを正常に戻そうとします（代償性変化）。しかし元の病気や病態が治らないままだとpHを異常な方向に引っ張る力は消えず、代償性変化だけでpHを正常に戻すのは困難です。

試験に出る語句

アシドーシス、アシデミア
血液のpHを下げるような作用やその状態をアシドーシスといい、その結果pHが異常に酸性に傾いた状態をアシデミアという。

アルカローシス、アルカレミア
血液のpHを上げるような作用やその状態をアルカローシスといい、その結果pHが異常にアルカリ性に傾いた状態をアルカレミアという。

キーワード

代償性変化
代償性とは代わりにという意味。何かを異常にする原因は解決しないまま、ほかの方法でなんとか調整しようとすること。

血液の pH の正常値は 7.4 前後

腎臓は、尿に酸を排泄し、塩基を
再吸収することで血液の pH を
7.4 前後に保つ。

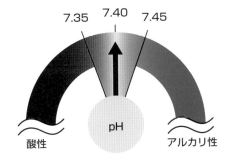

アシデミアとアルカレミア

血液のpHを下げるような作用をアシドーシス、血液のpHが異常に酸性に傾いた状態を
アシデミアという。血液のpHを上げるような作用をアルカローシス、血液のpHが異常
にアルカリ性に傾いた状態をアルカレミアという。腎機能が低下すると血液のpHに異常
が生じる。

アシドーシスの原因
・下痢などによる塩基の
消失
・糖尿病などによるケト
ン体の増加
・腎不全による酸の排出
と塩基の再吸収の障害
・乳酸の過剰産生
・薬物の影響 など

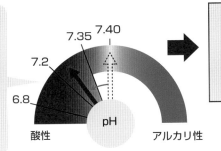

アシデミアの症状
血圧低下
不整脈
見当識障害など
pH6.8 以下は死亡の恐れ

アルカローシスの原因
・体液量の減少
・低カリウム血症
・腎機能低下による塩基
の分泌低下
・嘔吐による胃酸の喪失
・薬物の影響 など

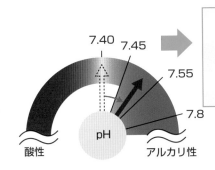

アルカレミアの症状
不整脈
テタニー症状
見当識障害など
pH7.8 以上は死亡の恐れ

尿の役割③
代謝物や老廃物を捨てる

ポイント
- 腎臓は体内の代謝によってできる老廃物を捨てる
- 尿として捨てる老廃物は尿素や尿酸、クレアチニンなど
- クレアチニンは糸球体でのろ過機能の評価にも利用される

代謝でできた老廃物を尿として捨てる

　体内では、グルコースや脂質、たんぱく質などの栄養素を燃焼させてエネルギーを取り出したり、取り込んだ物質を分解し、分解したものを使って別の物質を合成したりしています。このような体内で起きる化学反応を代謝といいます。尿は、代謝によってできてくる代謝産物のうち、からだに不要なものを捨てる役割も担っています。

尿素、尿酸、クレアチニン

　尿として捨てられる主な代謝産物には、尿素、尿酸、クレアチニンがあります。

　尿素はたんぱく質の代謝産物です。たんぱく質には窒素（N）が含まれていて、代謝するとアンモニアができます。しかしアンモニアは人体には有害なので、無害で水に溶ける尿素に変えて排泄するのです（P.84参照）。

　尿酸はプリン体という物質を代謝してできる物質です。プリン体は遺伝物質の核酸に含まれる成分で、生物の細胞、とりわけ魚卵などに多く含まれています。プリン体をとりすぎたり、尿として十分に捨てられないと尿酸の血中濃度が上がります。尿酸はやや水に溶けにくいため、体内で増えた尿酸がどこかで結晶になり、そこに炎症が起きて激痛が生じる痛風などの病気になることがあります。クレアチニンは、筋肉の中でエネルギーを貯蔵しているクレアチンリン酸が代謝されてできる物質です。糸球体でろ過されるとほぼそのまま尿に出て行くので、糸球体の機能を評価するのにも利用されます（クレアチニンクリアランス）。

腎臓が捨てる代謝産物

腎臓は代謝によって生じた不要な物質を捨てている。

尿素

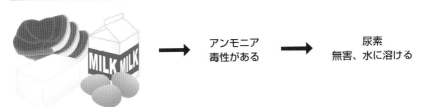

たんぱく質 → **アンモニア 毒性がある** → **尿素 無害、水に溶ける**

たんぱく質を代謝してできるアンモニアを無害な物質に変えたもの。
腎臓で尿をつくる際にも重要な役割を果たす（P.84 参照）。

クレアチニン

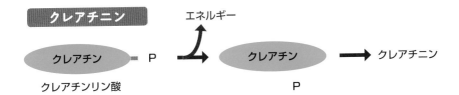

エネルギー

クレアチン - P → **クレアチン** P → **クレアチニン**

クレアチンリン酸

筋肉の中にあり、エネルギーを蓄えておくクレアチンリン酸のクレ
アチンが代謝されるとクレアチニンとなって、尿に捨てられる。原
尿に出たものは再吸収されず、100%尿に出る。

尿酸

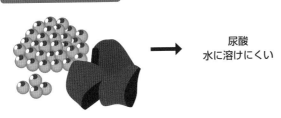

→ **尿酸 水に溶けにくい**

**魚卵やレバーなど
プリン体が多い食品**

核酸に含まれるプリン体の代謝産物。水に溶けにくいので、過剰に
なると結晶をつくることがある。抗酸化物質でもある（P.84 参照）。

腎臓と泌尿器のはたらき

血圧を調節する

ポイント
- 血圧が低すぎると腎臓が血圧を上げるためのシグナルを出す
- 腎臓から出るレニンが一連の反応を起こして血圧を上げる
- 血圧が高すぎると心臓からのシグナルで腎臓が血圧を下げる

血圧が低すぎると尿がつくれない

血圧の調節は腎臓の重要な仕事の1つです。

腎臓は血液を濾して尿をつくるので、血圧が低すぎると糸球体に十分な血液が供給されず、尿がつくれなくなってしまいます。そのため腎臓は、流れてくる血液の量が足りないと「血圧を上げろ」というシグナルを発します。

輸入細動脈が糸球体に入る直前の部分には傍糸球体細胞という特殊な細胞が並んでいます。これらの細胞は輸入細動脈の血圧の低下や血液量の減少を感知したり、そばを通る遠位尿細管からの「尿量が少ないよ」というシグナルをキャッチしたりすると、レニンという物質を放出します。レニンは、アンジオテンシン、アルドステロンといった血圧を上げる作用を持つホルモンによる一連の反応をスタートさせ、血圧を上げます。レニンのはたらきは86・88ページで解説しています。

血圧が高すぎると腎臓が傷む

血圧が高くなると、全身の血管に負担がかかって動脈硬化が進みます。そして負担がかかった腎臓の血管も傷んでいきます。その結果腎機能が低下すると尿を十分につくれなくなり、体内に水分がたまって血液量が増え、血圧が上がるという悪循環に陥ります。

そこで血圧が上がると心臓から心房性ナトリウム利尿ペプチドが分泌され、これが腎臓の集合管に作用して尿量を増やし、血液量を減らして血圧を下げます。心房性ナトリウム利尿ペプチドの作用は92ページで解説しています。

 試験に出る語句

レニン
血圧が低いことを感知すると輸入細動脈の傍糸球体細胞から出る酵素。血圧を上げるホルモンの前駆物質を変化させる。

メモ

糸球体は傷みやすく再生しない
高血圧や感染、炎症などによって糸球体は壊れやすい。一度壊れると再生することはなく、糸球体の傷みが広がれば徐々に腎機能が悪くなっていく。

血圧が低いとき

血圧が低いと腎臓からレニンが出て、血圧を上げるホルモンの一連の反応をスタートさせる。循環血液量が増えて血圧が上がる。

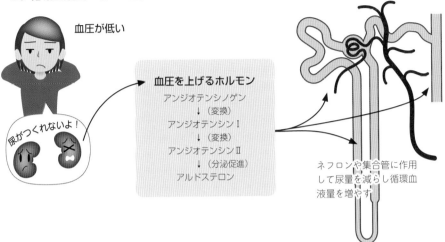

血圧が低い

尿がつくれないよ！

血圧を上げるホルモン
アンジオテンシノゲン
↓（変換）
アンジオテンシンⅠ
↓（変換）
アンジオテンシンⅡ
↓（分泌促進）
アルドステロン

ネフロンや集合管に作用して尿量を減らし循環血液量を増やす

血圧が高いとき

血圧が高いと心房から心房性ナトリウム利尿ペプチドが出て、尿量を増やす。循環血液量が減って血圧が下がる。

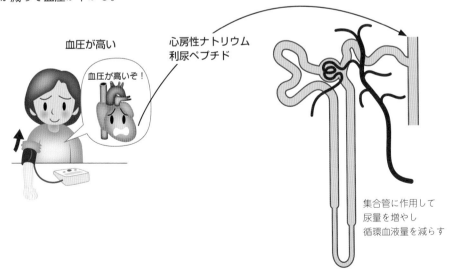

血圧が高い

心房性ナトリウム利尿ペプチド

血圧が高いぞ！

集合管に作用して尿量を増やし循環血液量を減らす

61

腎臓と
泌尿器の
はたらき

赤血球を増やす

ポイント
● 腎臓を流れる血液が酸欠だと、赤血球を増やすホルモンを出す
● 腎臓から出るエリスロポエチンが骨髄に作用する
● エリスロポエチンは腎臓の間質の線維芽細胞から出る

血液が酸欠だと腎臓が赤血球の産生を促す

　腎臓は血液の赤血球を増やす役割も担っています。血液から尿をつくるため大量の血液が流れている腎臓は、血液の監視や異常を知らせる仕事も請け負っているのです。

　血液を遠心分離機にかけると下半分くらいに血球が沈みます。その大半が赤血球です。赤血球には赤い色素のヘモグロビンが入っていて、これが酸素を全身に運びます。赤血球には約120日という寿命があり、絶えず古くなったものが壊され、新しい赤血球が補充されています。

　赤血球をつくるのは骨髄で、赤血球の産生には鉄やたんぱく質などの材料、正常な赤血球をつくるプロセスに欠かせないビタミンB12や葉酸などが必要です。骨髄での赤血球の産生は腎臓から分泌されるエリスロポエチンというホルモンによって促進されます。したがって腎臓の機能が低下すると赤血球が足りない貧血になります（腎性貧血）。

エリスロポエチンが分泌されるしくみ

　腎臓に流れてくる血液に酸素が少ないと、尿細管の周囲を埋めている間質の線維芽細胞からエリスロポエチンが分泌され、それが血液に乗って骨髄に届き、赤血球の産生が促進されます。そのエリスロポエチンは、線維芽細胞内の低酸素誘導因子（HIF）という物質が分泌を促します。低酸素状態でないとき、低酸素誘導因子は細胞内のある酵素によって分解されてしまいます。しかし低酸素状態になるとその酵素が活性を失い、低酸素誘導因子が分解されず、その刺激でエリスロポエチンの分泌が促されるのです。

 試験に出る語句

赤血球
血球の大半を占める赤い血球。中のヘモグロビンが酸素を運ぶ。骨髄でつくられ、寿命は約120日。

エリスロポエチン
腎臓の線維芽細胞から分泌されるホルモンで、骨髄での赤血球の産生を促すはたらきを持つ。

 キーワード

低酸素誘導因子（HIF）
エリスロポエチンをコードする遺伝子に作用する。作用すると腎臓の間質にある線維芽細胞でエリスロポエチンがつくられて分泌する。HIFは、Hypoxia Inducible Factorの略。

酵素
エリスロポエチンの分泌に関わるのはプロリン水酸化酵素という酵素。低酸素誘導因子を分解するはたらきを持つ。低酸素状態で活性を失う。

腎臓は酸素を運ぶ赤血球の産生を促す

血液の約半分を占める血球の大半が赤血球で、中のヘモグロビンという赤い色素が酸素を運ぶはたらきをする。腎臓は骨髄での赤血球の産生を促す。

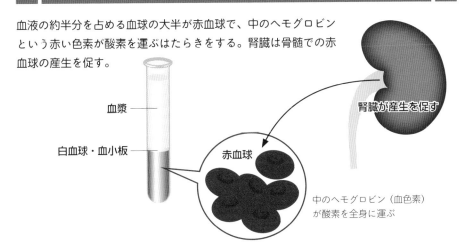

血漿

白血球・血小板

赤血球

腎臓が産生を促す

中のヘモグロビン（血色素）が酸素を全身に運ぶ

低酸素でエリスロポエチンが分泌するしくみ

通常の状態では、低酸素誘導因子が酵素によって分解され、エリスロポエチンは分泌されない。低酸素状態のとき、酵素が活性を失い、低酸素誘導因子が分解されず、線維芽細胞のエリスロポエチンをつくる遺伝子に作用して分泌を促す。

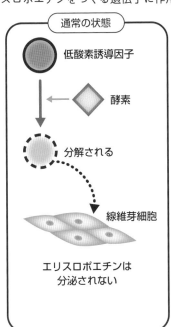

通常の状態

低酸素誘導因子

酵素

分解される

線維芽細胞

エリスロポエチンは
分泌されない

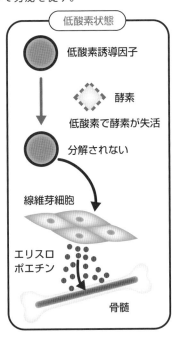

低酸素状態

低酸素誘導因子

酵素

低酸素で酵素が失活

分解されない

線維芽細胞

エリスロ
ポエチン

骨髄

骨の強さに関わる

- 血中カルシウムは一定レベルに維持されなければならない
- 血中にカルシウムが足りないと骨を溶かして取り出す
- 副甲状腺ホルモンが腎臓に血中カルシウム濃度を調節させる

血中のカルシウム濃度は一定レベルに保たれている

　骨は大人になると何も変わらないように思えますが、実は常に少しずつ壊され（骨吸収）、そこに新しい骨がつくられ（骨形成）、数年で全身の骨が新しいものと置き換わるといわれています。

　体内のカルシウムの99％は骨にありますが、残りの1％は血中や間質液、細胞内液にあります。カルシウムは筋肉の収縮や細胞内での情報伝達、血液凝固など重要な役割を果たしており、血中濃度は一定レベルに保たれていなければなりません。そこで血中のカルシウム濃度が低くなると、骨を壊してカルシウムを取り出してきたり、腸からのカルシウムの吸収を増やしたりして調節します。そしてその調節には腎臓も重要な役割を果たしています。

副甲状腺から分泌されるホルモンが調節に関わる

　血中のカルシウム濃度が低下すると、副甲状腺から血中カルシウム濃度を上げるはたらきがある副甲状腺ホルモン（PTH）が分泌されます。PTHは骨吸収を促して血中のカルシウムを増やします。またPTHは腎臓にも届き、腎臓でのカルシウムの再吸収を促します。また腎臓でビタミンDを活性化させ、活性化したビタミンDが腸からのカルシウムの吸収を促して、血中カルシウムを増やします。

　血中のカルシウム濃度が高すぎると分泌され、骨をつくる作用を高めたり尿からの排泄を促したりするカルシトニンというホルモンもありますが、人の場合、その作用はあまり強くありません。

 試験に出る語句

副甲状腺
のどにある甲状腺につく小さな内分泌腺。上皮小体とも呼ばれる。「副」という名称だが、甲状腺とは直接関係ない。

副甲状腺ホルモン（PTH）
副甲状腺から分泌され、血中のカルシウム濃度を上げるホルモン。パラトルモンともいう。
PTHは、Parathyroid Hormoneの略。

 メモ

低カルシウム血症、高カルシウム血症
低カルシウム血症では、けいれんや呼吸困難、手や唇のしびれ、徐脈などの症状が現れる。高カルシウム血症では消化器症状、筋力低下、意識障害、高血圧などの症状が現れる。

骨は新陳代謝している

大人になっても骨は少しずつ壊され、そこに新しい骨がつくられることで新陳代謝している。骨を壊すことを骨吸収、新しい骨をつくることを骨形成という。

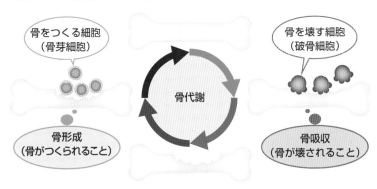

副甲状腺ホルモンが血中カルシウム濃度を上げる

血中カルシウム濃度が下がると副甲状腺から副甲状腺ホルモン（PTH）が分泌され、腎臓や骨に作用して血中カルシウム濃度を上げる。

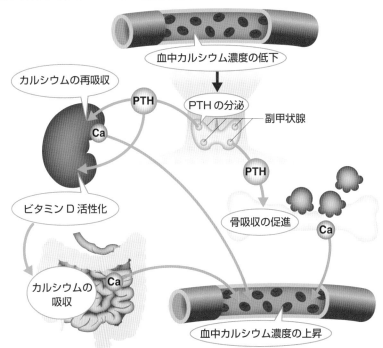

65

尿の生成①
血液から原尿をつくる

ポイント
- 尿生成の第1段階は血液をざっと濾過して原尿をつくること
- 糸球体の壁の穴やスリットを通れるものが原尿に出る
- 腎小体でできる原尿の成分は血漿とだいたい同じ

まずおおざっぱにろ過して原尿をつくる

　尿をつくるプロセスは、大きく2段階に分けられます。まず第1段階で血液をザルのようなものでおおざっぱに濾してから、第2段階で濾し出したものの中からからだに必要なものを回収します。この第1段階で濾し出されたものを原尿といいます。

　原尿をつくるのは尿生成ユニットであるネフロン（P.34参照）の腎小体です。血液が輸入細動脈によって糸球体に送り込まれると、糸球体の毛細血管の内皮細胞に空いている穴や網目構造の糸球体基底膜、糸球体上皮細胞（足細胞）の足突起どうしのスリット（P.38参照）の間を抜けて、水や電解質、グルコースやアミノ酸、尿素などの物質が濾し出されます（糸球体濾過）。この濾し出されたのが原尿です。原尿は糸球体を包むボウマン囊が受け取ります。

原尿の量は1日180ℓ

　原尿の量は糸球体に入ってくる血液のおよそ5分の1、毎分100〜120mℓ、1日にできる原尿は180ℓに達します。血液の成分のうち赤血球などの血球と大半のたんぱく質は粒子や分子量が大きく、糸球体の壁を通れないため原尿には出てきません。また糸球体基底膜がマイナスの電荷を帯びているため、プラスの電荷を持つ物質は通過しやすい一方で、マイナスの電荷を持つアルブミンなどの物質は通過しにくくなっています。このように、ろ過されたりされなかったりする成分はあるものの、結果的にできてくる原尿の成分は、血液の血漿の成分とだいたい同じです。

試験に出る語句

原尿
糸球体から濾し出され、ボウマン囊が受け取るもので、尿の元になる。成分は血漿とほぼ同じ。からだに必要な成分がたくさん入っている。

キーワード

分子量
その物質を構成する元素の原子量の合計のこと。

電荷
その物質が帯びている電気のこと。プラス（正）とマイナス（負）がある。

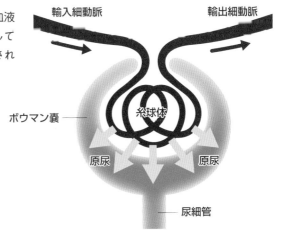

尿生成の第1段階　原尿をつくる

輸入細動脈から糸球体に入った血液を糸球体の壁の穴や網の目を通してろ過して原尿をつくる。漉し出された原尿はボウマン嚢が受ける。

輸入細動脈

輸出細動脈

ボウマン嚢

糸球体

原尿

原尿

尿細管

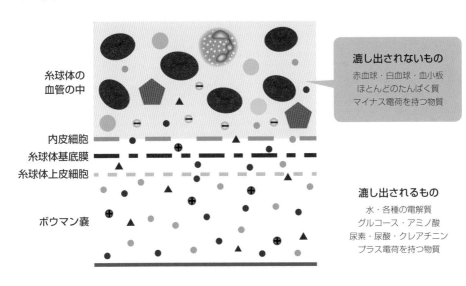

糸球体の膜を通過できるものが原尿に出る

糸球体では、内皮細胞などで構成される壁の穴や隙間の大きさで漉し出されるかどうかが決まる。これをサイズバリアという。また基底膜がマイナスの電荷を持つため、プラスの電荷を持つものは通過し、マイナスの電荷を持つものは通れない。これをチャージバリアという。

糸球体の
血管の中

内皮細胞
糸球体基底膜
糸球体上皮細胞

ボウマン嚢

漉し出されないもの
赤血球・白血球・血小板
ほとんどのたんぱく質
マイナス電荷を持つ物質

漉し出されるもの
水・各種の電解質
グルコース・アミノ酸
尿素・尿酸・クレアチニン
プラス電荷を持つ物質

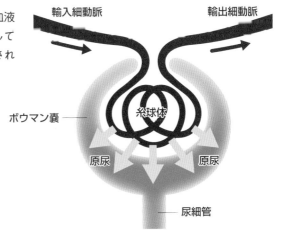

腎臓と泌尿器のはたらき

血液から原尿をつくる

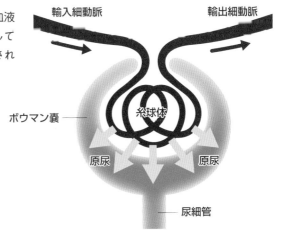

67

尿の生成②
糸球体濾過量とその調整

- 1分間にできる原尿の総量を糸球体濾過量（GFR）という
- 糸球体濾過量はろ過の駆出力と対抗力、壁の透過性で決まる
- 血圧が変動しても糸球体濾過量は一定レベルに維持される

糸球体濾過量は腎臓の機能を測る重要な指標

　両方の腎臓に合計で200万個ほどある腎小体で、1分間でつくられる原尿の総量を糸球体濾過量（GFR）といいます。糸球体濾過量は腎臓の機能を測るうえでもっとも重要な指標の1つです。

　糸球体濾過量は次の3つの要素で決まります。第1の要素は糸球体から原尿を外に押し出す力（ろ過の駆出力）です。これは血圧、輸入・輸出細動脈の抵抗、糸球体の毛細血管の内圧で決まります。ろ過の駆出力が大きいほど原尿は多くなります。第2の要素は駆出力の反対方向にはたらく力（ろ過の対抗力）で、これはボウマン嚢の内圧と糸球体の血管内の浸透圧で変わります。ろ過の対抗力が大きくなると原尿の量は減ることになります。第3の要素は糸球体の壁の透過性です。透過しやすければその分原尿の量が増えることになります。

血圧が変動しても糸球体濾過量が維持される

　腎臓には、血圧が変動しても糸球体濾過量を一定レベルに保たれるように調節するしくみが備わっています。血圧が下がり、糸球体濾過量が減ると、傍糸球体装置（P.36参照）がそれを感知してシグナルを発し、輸入細動脈を拡張、輸出細動脈を収縮させて糸球体濾過量を増やします。逆に血圧が上がって糸球体濾過量が増えると、傍糸球体装置からのシグナルで輸入細動脈が収縮して糸球体への血流が減り、糸球体濾過量が減少します。これらの調節には傍糸球体細胞が出すレニン（P.86参照）も関わっています。

試験に出る語句

糸球体濾過量
1分間につくられる原尿の総量。glomerular filtration rateの頭文字でGFRと表記される。腎機能を測るうえで重要な指標の1つ。

メモ

腎血漿流量も重要な指標
1分間に両方の腎臓に流入する血漿の量を腎血漿流量（RPF）といい、腎機能の評価に重要な指標となる。腎血漿流量も糸球体濾過量と同様、一定レベルに維持されている。

糸球体濾過量を決める要素

糸球体濾過量とは1分間に糸球体からろ過された血漿量、すなわち原尿の量のことで、糸球体でのろ過の駆出力とその対抗力、糸球体の壁の透過性で決まる。

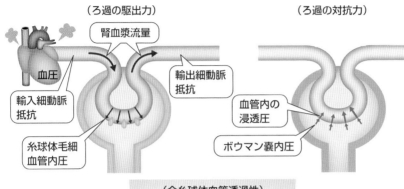

（ろ過の駆出力）

腎血漿流量

血圧

輸入細動脈抵抗

輸出細動脈抵抗

糸球体毛細血管内圧

（ろ過の対抗力）

血管内の浸透圧

ボウマン嚢内圧

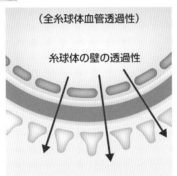

（全糸球体血管透過性）

糸球体の壁の透過性

糸球体濾過量を一定レベルに保つしくみ

血圧が変動して糸球体濾過量が変化すると、糸球体濾過量を一定レベルに調節するしくみがはたらく。

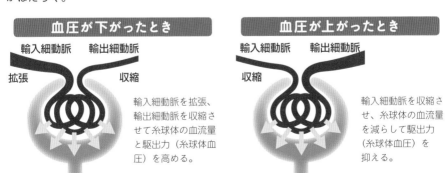

血圧が下がったとき

輸入細動脈　輸出細動脈

拡張　　　　収縮

輸入細動脈を拡張、輸出細動脈を収縮させて糸球体の血流量と駆出力（糸球体血圧）を高める。

血圧が上がったとき

輸入細動脈　輸出細動脈

収縮

輸入細動脈を収縮させ、糸球体の血流量を減らして駆出力（糸球体血圧）を抑える。

尿の生成③
尿細管での再吸収と分泌

- 尿生成の第2段階で必要なものを回収し不要物を捨てる
- 原尿にある必要なものを回収することを再吸収という
- 血管内に残った不要物を尿細管に捨てることを分泌という

必要なものを再吸収し、不要なものを分泌する

ボウマン嚢が受けた原尿は尿細管へと流れていき、ここでからだに必要なものを回収（再吸収）するとともに、血液中に残った不要なものを尿細管のほうに捨てる（分泌）という作業を行います。これが尿生成の第2段階です。最終的に原尿の99％が体内へ再吸収され、尿として捨てられる量は1％です。尿細管では部位によって再吸収・分泌する物質が違います。それは、それぞれの部位で壁を構成する細胞や細胞膜にある輸送体に違いがあり、尿細管の中と壁の細胞の中、尿細管の外の間質と血管の中とで、電荷やさまざまな物質の濃度、浸透圧が違っているからです。

拡散と膜輸送によって物質が移動する

尿細管と血管との間で物質が行ったり来たりするしくみは、尿細管壁を構成する細胞と細胞の間を抜けて通るものと、壁の細胞の中を通るものとに大別されます。物質が細胞の間を抜けて移動するのは、物質が濃度の高いほうから低いほうに移動する拡散という現象によるものです。

細胞の中を通るしくみは、細胞膜をそのまま通過する単純拡散と、細胞膜にある輸送体と呼ばれる専用ゲートを通る膜輸送に分けられます。さらに膜輸送には、物質が輸送体をそのまま通過する受動輸送と、輸送体がエネルギーを使ってポンプのようなものを動かして物質を移動させる能動輸送があります。受動輸送を行う輸送体をチャネル、能動輸送を行う輸送体をトランスポーターといい、トランスポーターにはさらにいくつかのタイプがあります。

📖 試験に出る語句

再吸収
尿細管の中からからだに必要なものを血管内に回収すること。

分泌
原尿として漉し出されず血管に残ったものの中から不要なものを尿細管のほうに捨てること。

輸送体
細胞膜にあり、細胞の内外に物質を通すゲートとなるたんぱく質。エネルギーを必要とせず濃度差などによって物質が通るものと、エネルギーを使ってポンプのように物質を移動させるものがある。

 キーワード

拡散
ある物質が、濃度の高いほうから低いほうへ広がること。エネルギーは必要としない。

再吸収と分泌で尿を完成させる

原尿中にあるからだに必要な物質を血管のほうに回収することを再吸収、血管内から不要なものを尿細管のほうに捨てることを分泌という。再吸収と分泌によって、尿量は原尿の1%になる。

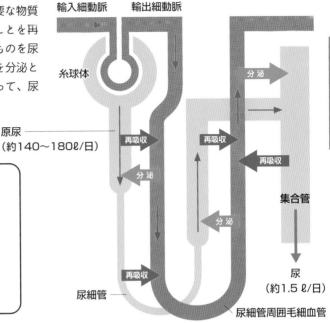

輸入細動脈　　輸出細動脈

糸球体

原尿
（約140〜180ℓ/日）

再吸収

分泌

分泌

再吸収

再吸収

分泌

再吸収

再吸収

分泌

集合管

尿
（約1.5 ℓ/日）

尿細管

尿細管周囲毛細血管

尿細管　　血管

再吸収

分泌

腎臓と泌尿器のはたらき

尿細管での再吸収と分泌

尿細管で物質を移動させるしくみ

尿細管と血管との間で物質は、尿細管壁の細胞と細胞の間を拡散によって抜けるか、細胞の中を通る。細胞の中を通る場合は、受動輸送のチャネルや能動輸送のトランスポーターなどを通る。

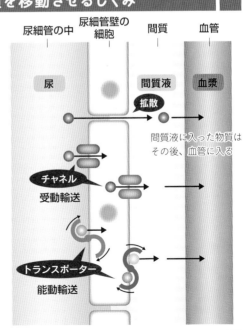

尿細管の中　　尿細管壁の細胞　　間質　　血管

尿　　　　間質液　　血漿

拡散

チャネル
受動輸送

間質液に入った物質はその後、血管に入る

トランスポーター
能動輸送

71

尿の生成④
近位尿細管での調節

ポイント
● 近位尿細管では多くの物質がどんどん再吸収される
● 尿細管壁の細胞膜のさまざまな輸送体が再吸収に関わる
● ナトリウムイオンの動きが水の移動を引き起こす

近位尿細管では多くの物質が再吸収される

　ボウマン嚢から出てくねくねと走る近位曲尿細管とその後髄質に向かってまっすぐに走る近位直尿細管では、原尿から水や電解質を大量に回収します。細かい調整はその先にまかせて、まずは水やさまざまな電解質、グルコース、リン酸など、必要と思われるものをどんどん再吸収していくのです。水やナトリウムイオンは60～70％、カリウムイオンは70～80％、カルシウムイオンは60～80％、グルコースは100％、リン酸は80％、尿素は50％、尿酸は大半が再吸収されます。

ナトリウムイオンと水、グルコースの再吸収

　たとえば尿細管壁の細胞の間質側の膜には、エネルギーを使って3つのナトリウムイオンを汲み出し、2つのカリウムイオンを引き込む輸送体があります。これがはたらくと細胞内のカリウムイオン濃度が上昇しますが、カリウムイオンは濃度が低い間質のほうに受動的に出て行きます。
　ナトリウムイオンもカリウムイオンもプラスの電荷を持っているため、これらが外に出た細胞内はマイナス電位に保たれます。するとその電位差を利用して尿細管内のナトリウムイオンが輸送体を通って細胞内に入ります（メモ参照）。この一連の物質移動でナトリウムイオンが間質に多く出るため、間質の浸透圧が上がります。すると相対的に浸透圧が低くなった尿細管の中から水が細胞膜の輸送体（水チャネル）を通って間質へ移動します。そして間質に出た物質はそのまま血管内に入り、再吸収されます。

近位尿細管では多くのものが再吸収される

近位尿細管では原尿の量も多く、細かい調節はあと
まわしにして、体内に必要なものをどんどん再吸収
する（P.79参照）。尿酸は再吸収される一方で分泌
もされる。

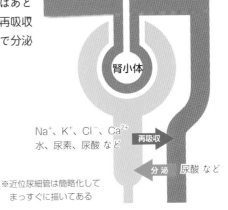

尿細管と間質、血管内との物質輸送のしくみの例

尿細管の中、尿細管の壁の細胞内、間質、血管内の間の水や電解質等の物質輸送は、細胞
膜の輸送体のはたらきと、濃度差や電位差、浸透圧の差によって起きる。

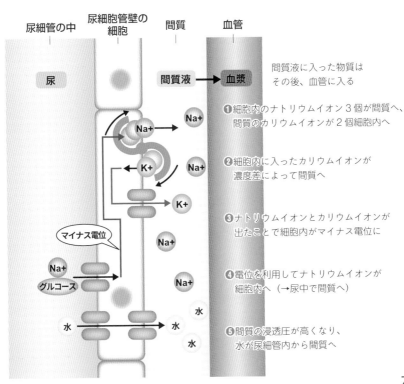

尿の生成⑤
ヘンレループでの調節

ポイント
● ヘンレループの下行脚では水が多く再吸収される
● 上行脚ではナトリウムイオンなどが再吸収される
● 髄質が深くなるほど浸透圧が高いことが再吸収の原動力

深くなるほど高くなる髄質の浸透圧

　ヘンレループでは部位によって再吸収・分泌されるものが違っています。近位直尿細管につづく細い下行脚では、水が原尿の10〜15％ほど再吸収されます。この部分の壁には水チャネルが多いうえ、髄質が深くなるほど浸透圧が高いからです。また髄質の深いところでUターンしたあとの細い上行脚では、特にナトリウムイオンとクロールイオン（つまり NaCl=塩）が再吸収されています。この部分の壁は水の透過性が低く、水はあまり再吸収されません。そしてその先で太くなる太い上行脚（遠位直尿細管）では、さらにナトリウムイオンとクロールイオンが再吸収され、尿細管の中の尿はむしろ薄く（低張尿）なります。

対向流増幅系と対向流交換系

　深いほど浸透圧が高い（浸透圧勾配）髄質を上行脚と下行脚が向かい合って走ることによって、周囲の浸透圧勾配を維持しつつ、尿を濃縮していくしくみを対向流増幅系といいます（右図参照）。下行脚で水が間質に出て、これによって間質が薄まると、上行脚でナトリウムイオンが間質に出て浸透圧を上げ、結果的に尿量が減ります。

　傍髄質ネフロンのヘンレループと並走する直血管には、対向流増幅系でつくられる髄質の浸透圧勾配を保つ対向流交換系というしくみがあります。髄質の浸透圧が高まる下行路では水が血管外に出てナトリウムイオンが流れ込み、髄質の浸透圧が低下していく上行路ではナトリウムイオンが血管から出て水が入り、周囲の浸透圧が維持されます。

試験に出る語句

対向流増幅系
ヘンレループが途中でUターンし、行きと帰りのルートが並んでいることで、再吸収に必要な浸透圧の差を増幅するしくみ。

対向流交換系
ヘンレループと並走する直血管が持つはたらき。間質の浸透圧勾配の中で行きと帰りのルートが並走していることで、水とナトリウムイオンが交換されるように動き、間質の浸透圧勾配が保たれる。

キーワード

低張尿
水が多く、電解質が少ない張度が低い薄い尿。張度とは輸送体がないと細胞膜を通過できない物質によって決まる浸透圧のこと。

浸透圧勾配
髄質の間質の浸透圧が、皮質に近いほうが低く、腎臓の中心に近くなるほど高いこと。坂のように高低があるという意味で勾配という。

ヘンレループでの再吸収・分泌の特徴

下行脚では水チャネルが多く、深くなるほど周囲の浸透圧が高くなるため水が多く再吸収される。上行脚の壁は水の透過性が低いため水はあまり再吸収されず、ナトリウムイオンなどが再吸収され、尿素などが一部分泌される。

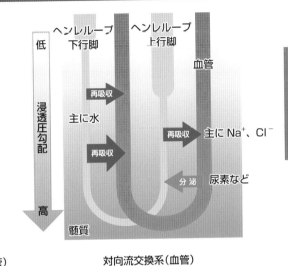

対交流増幅系

❶下行脚は水の透過性が高く、深くなるほど間質の浸透圧が高いので水が間質に出て行く。

❷Uターンするところでは尿の浸透圧が高まっている。

❸上行脚では水の透過性が低く、間質の浸透圧が低くなるのにあわせて Na^+ が受動的に間質に出て行く。

❹太い上行脚ではさらに能動的に Na^+ が汲み出される。

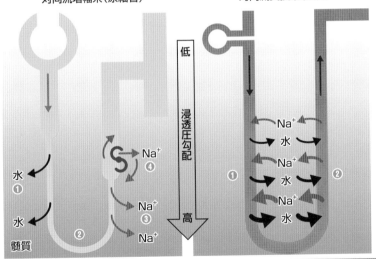

対交流交換系

❶下行路では周囲の浸透圧が高まるにつれ、水が間質に出て、Na^+ が流入する。

❷上行路では間質の浸透圧は徐々に低くなるため、Na^+ が出て水が流入する。結果として血管内の成分も、髄質の浸透圧勾配も維持される。

尿の生成⑥
遠位尿細管・集合管での調節

ポイント
- 遠位尿細管と集合管での最終調整は血圧の維持にも重要
- アルドステロンやバゾプレシンは水などの再吸収を促す
- 心房性ナトリウム利尿ペプチドはナトリウムの再吸収を抑制

尿に出す成分を最終調整し、血液量を維持する

　ヘンレループの太い上行脚のあたりまで流れてきた尿は、量としては原尿の20％以下まで減っており、前項で解説したように薄い尿（低張尿）になっています。そしてその先につづく遠位曲尿細管や集合管では、水や電解質の最終調整が行われ、ナトリウムイオンやカリウムイオン、水、尿素などが再吸収または分泌されます。

　集合管での物質の最終調整にはいくつかのホルモン（P.22参照）が関わっています。副腎皮質から分泌されるアルドステロン（P.88参照）は、血漿のカリウム濃度の上昇などの刺激によって分泌され、集合管でのナトリウムイオンと水の再吸収を促します。また下垂体から分泌されるバゾプレシン（P.90参照）は、循環血液量の減少や浸透圧の上昇が刺激となって分泌され、集合管で水の再吸収を促します。いずれの場合も集合管の中の尿はさらに濃縮されて量が少なくなり、その一方で循環血液量は増え、血圧が維持されます。

血液量が多いときは最終調整で再吸収を抑制する

　循環血液量が増えると、心臓の心房がそれを感知して心房性ナトリウム利尿ペプチド（P.92参照）を分泌します。このホルモンは集合管でのナトリウムイオンの再吸収を抑制します。すると集合管内の浸透圧が下がらないため水の再吸収も抑制されます。その結果、尿は薄く多くなります。またこのホルモンは全身の血管を拡張させるはたらきもあり、結果的に血圧が下がります。

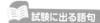 **試験に出る語句**

アルドステロン
副腎皮質から分泌されるホルモン。集合管でのナトリウムイオンと水の再吸収を促す。

バゾプレシン
視床下部でつくられて下垂体から分泌されるホルモンで、集合管で水の再吸収を促す。抗利尿ホルモン（ADH）ともいう。

心房性ナトリウム利尿ペプチド
心房から分泌されるホルモンで、集合管でのナトリウムイオンの再吸収を抑制する。

遠位尿細管と集合管での再吸収と分泌

遠位尿細管では主にナトリウムイオンやクロールイオンなどが、集合管では水やナトリウムイオンなどが再吸収される。カリウムは、集合管で再吸収される一方で分泌もされる。

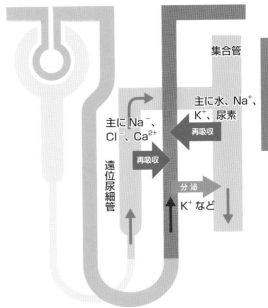

集合管

主に水、Na$^+$、K$^+$、尿素

再吸収

主に Na$^-$、Cl$^-$、Ca^{2+}

再吸収

遠位尿細管

分泌
K$^+$ など

集合管でのホルモンの作用

アルドステロンはナトリウムを通すチャネルを促進する。心房性ナトリウム利尿ペプチドは逆にナトリウムチャネルを抑制する。バゾプレシンは水チャネルを促進する。

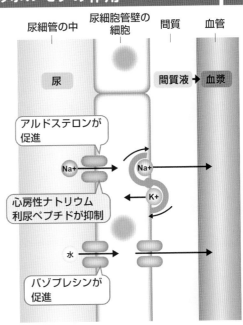

尿細管の中　尿細胞管壁の細胞　間質　血管

尿

間質液 → 血漿

アルドステロンが促進

Na+

Na+

心房性ナトリウム利尿ペプチドが抑制

K+

水

バゾプレシンが促進

尿の生成プロセスにおける物質の動態①

水

- 原尿中の水の60～70%は近位尿細管で再吸収される
- 尿細管壁の細胞膜にある水チャネルを通って再吸収される
- 再吸収の原動力は尿細管などの内外の浸透圧の差である

体内の水分量を維持するため捨てる水の量は増減

　ここからは焦点を変え、尿ができるプロセスにおける各物質の動向をみていきましょう。

　水は人体にとってもっとも重要な物質の1つです。摂取量が少ないときはできるだけ尿として捨てる量を減らし、体内に水分を残します。とはいえ尿を1滴も出さないというわけにもいきません。体内で生じる老廃物や酸などのうち水溶性の物質を尿として捨てないと、体内の環境を正常に保てなくなるからです。一方で水の摂取量が多すぎると、循環血液量が増えて血圧が上がったり、組織に水が染み出してむくみが起きたりする可能性があるので、不要な水分は速やかに捨てなければなりません。

浸透圧の力で水チャネルを通して再吸収される

　1日に180ℓにも達する原尿の大半は水です。体内の水は40ℓくらい（体重70kgの人の60%として42ℓ）ですから、原尿がそのまま捨てられているはずはなく、その大半が再吸収されているのは明白です。原尿に出た水の60～70%は近位尿細管で、10～15%がヘンレループの細い下行脚で、さらに集合管で2～15%が再吸収され、最終的に尿として捨てられるのは原尿の1%程度です。

　水の再吸収の原動力は、尿細管や集合管の中と外の間質との浸透圧の差です。また水は、脂質でできている細胞膜をそのまま通過することができないので、尿細管や集合管を出入りするときは、壁をつくる細胞の膜にある輸送体の水チャネルを通ります。

輸送体
細胞膜にあり、物質を細胞の内外に移動させるためのゲートのようなもの。たんぱく質でできている。濃度の差などで物質が受動的に通るタイプや、エネルギーを使ってポンプのように物質を動かすタイプなどいくつかの種類がある。

キーワード

細胞膜
細胞膜はリン脂質という物質が2重に重なったもの。脂質なので、水は細胞膜を素通りすることはできない。そこで水が出入りするときは、細胞膜にあるたんぱく質でできた輸送体を通るようになっている。

原尿中の水の99%が再吸収される

水は人体に必要な物質なので、近位尿細管と細い下行脚と集合管で再吸収され、尿として排泄されるのは原尿の1%である。

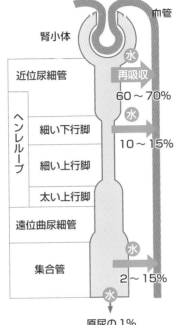

水が移動する原動力とチャネル

水は浸透圧の差によって、浸透圧が低いほうから高いほうに移動する。水は脂質でできている細胞膜を通過できないため、細胞膜に埋まっているたんぱく質でできた輸送体の水チャネルを通る。チャネルとはエネルギーを要さず物質が通過する輸送体のこと。

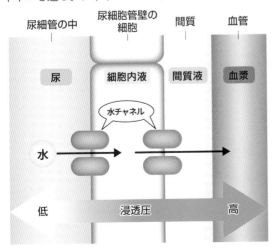

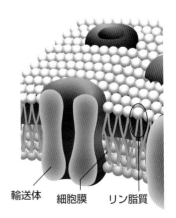

79

尿の生成プロセスにおける物質の動態②

Na$^+$とCl$^-$

ポイント
- ● ナトリウムイオンとクロールイオンのもとは塩
- ● ナトリウムイオンは体液の浸透圧の維持に重要
- ● クロールイオンはナトリウムイオンに同行する傾向がある

細胞外液に多いナトリウムイオン

　ナトリウムイオン（Na$^+$）とクロールイオン（Cl$^-$）は塩（NaCl）が水に溶けてイオンになったものです。ナトリウムイオンは細胞外液の中でもっとも多い電解質で、体液の浸透圧を左右し、体内の水分量の調節に重要な役割を果たします。塩は一般的な食事に十分に含まれているので、一般的に摂取量が不足して体内のナトリウムイオンが足りなくなることはまれです。むしろ日本の食事は塩分が多い傾向があり、塩の摂りすぎやそれが要因と考えられる高血圧が問題になります。

　原尿中のナトリウムイオン濃度は元になる血漿の濃度と同等で、原尿に出たナトリウムイオンの60～70％が近位尿細管で、20～30％がヘンレループで、5～7％が遠位曲尿細管で再吸収され、さらに集合管でも調節されます。そして尿として捨てられるのは原尿の1％以下です。

クロールイオンはナトリウムイオンといっしょに行動

　クロールイオンは塩としての摂取も尿細管等での再吸収もナトリウムイオンといっしょに動く傾向があります。原尿に出たクロールイオンは近位尿細管で50％が、ヘンレループから遠位曲尿細管にかけてさらに再吸収され、最終的に尿に出るのは原尿の0.5～5％ほどです。

　ナトリウムイオンもクロールイオンもエネルギーを使って能動的に汲み出す輸送体によって、また一部はエネルギーを要しない輸送体のチャネルを通って尿細管から間質、血液中へと移動します。

 試験に出る語句

ナトリウムイオン
Na$^+$。陽イオン。塩（NaCl）が水に溶けてイオンになったもの。体内では細胞外液に多く、体液の浸透圧を左右する。

クロールイオン
Cl$^-$。陰イオン。塩素イオンともいう。塩（NaCl）が水に溶けてイオンになったもの。ナトリウムイオンといっしょに動くことが多い。

 メモ

日本人の塩分摂取量
日本食は、しょうゆやみそなどで味付けをし、漬物、佃煮など塩分が高いものも多いため塩分摂取量が多いといわれる。日本人の塩分摂取量は10g/日前後だが、厚生労働省は男性は7.5g、女性は6.5g未満を目標としている。

ナトリウムイオンの動き

Na⁺ を移動させる輸送体にはさまざまなものがある。エネルギーを使って汲み出す輸送体が多いが、Cl⁻ や K⁺、グルコースなどといっしょに通す輸送体や、エネルギーを使わず通過するチャネルもある。

クロールイオンの動き

Cl⁻ は Na⁺ といっしょに通す輸送体や、エネルギーを使わずに移動するチャネルなどを通って移動する。

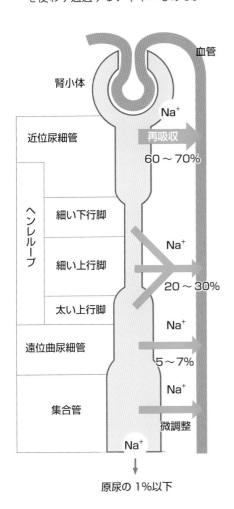

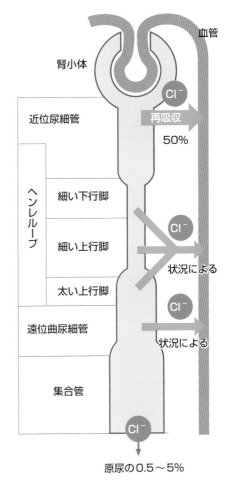

腎臓と
泌尿器の
はたらき

尿の生成プロセスにおける物質の動態③
K^+とCa^{2+}

ポイント
- カリウムイオンは細胞内に多い電解質である
- カリウムイオンは血中濃度が高すぎると心停止を起こす
- カルシウムイオンの再吸収には副甲状腺ホルモンが関与する

細胞内液に多いカリウムイオン

　体内のカリウムイオン（K^+）の80％が筋肉や神経の細胞の中にあり、細胞の正常なはたらきに関与しています。血中のカリウムイオンが低くなりすぎると、全身倦怠感や手足のしびれなどの症状や不整脈などが起こり、逆に高くなりすぎると脱力感や下痢、不整脈などが起き、ひどい場合は心停止を起こすことがあります。

　原尿に出たカリウムイオンは、70〜80％が近位尿細管で、15〜20％がヘンレループで再吸収され、集合管では再吸収と分泌によって微調整がなされ、最終的に尿として出て行くのは原尿の10〜15％ほどです。カリウムイオンは近位尿細管では拡散や電位差によって受動的に再吸収されますが、ヘンレループ以降ではエネルギーを使って汲み出す輸送体が移動に関与しています。

カルシウムイオンは遠位尿細管で最終調整

　血中のカルシウムイオン（Ca^+）濃度は高くはありませんが、筋肉の収縮や血液凝固に重要な役割を果たしています。カルシウムについては64ページでも解説しています。

　原尿に出たカルシウムイオンは、60〜80％が近位尿細管で、20％がヘンレループで、残りの一部が遠位曲尿細管で再吸収され、尿として出て行くのは原尿の0.5〜3％です。カルシウムイオンは拡散や電位差による受動的な輸送とエネルギーを使って汲み出す輸送体によって移動します。カルシウムイオンの再吸収を促す副甲状腺ホルモン（PTH、P.64参照）が作用するのは遠位尿細管です。

試験に出る語句

カリウムイオン
細胞内に多い電解質で、細胞の活動に重要な役割を果たしている。腎不全などで尿にカリウムイオンを十分に捨てられず血中濃度が高くなりすぎると、心臓の機能に異常をきたして心停止を起こすことがある。

カルシウムイオン
筋肉の収縮や血液凝固などに重要な役割を果たす。血中濃度が低い場合は、骨から取り出し、尿細管での再吸収を促す。

副甲状腺ホルモン
パラトルモン（PTH）とも呼ばれる。骨吸収の促進、遠位尿細管でのカルシウムイオンの再吸収促進、ビタミンDの活性化によって血中カルシウムを上げる。

カリウムイオンの動き

K^+ は近位尿細管では受動的に移動するが、ヘンレループ以降ではエネルギーを使って汲み出したり取り込んだりする輸送体が関与する。

カルシウムイオンの動き

Ca^{2+} は尿細管壁の細胞間を抜けて再吸収されたり、エネルギーを使わないチャネルを通ったりするほか、エネルギーを使って汲み出す輸送体も使われる。

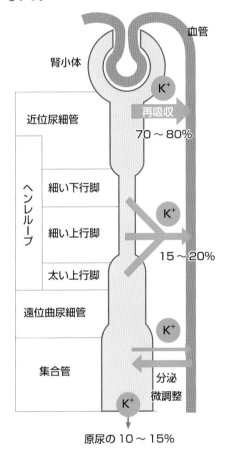

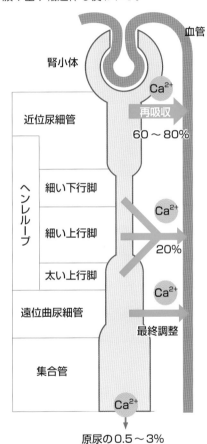

日本人はカルシウムの摂取が不足気味

厚生労働省の「日本人の食事摂取基準」が定める成人のカルシウム摂取の目標は、1日600mg 以上（18 〜 29 歳男性 650mg、70 歳以上の女性は 550mg）。現状ではその目標には達していません。カルシウム不足は骨粗鬆症の要因。若いアスリートでも疲労骨折を起こすことがあります。今よりも多めにカルシウムをとるよう心がけましょう。

尿の生成プロセスにおける物質の動態④
グルコース、尿素、尿酸

ポイント
● からだに必要なグルコースはほぼ全部再吸収される
● 尿素はヘンレループ周囲の間質の浸透圧の維持に重要
● 尿酸は大切な抗酸化物質なので、ほとんど捨てずに再吸収する

グルコースはほぼ全部回収される

　グルコースはからだのエネルギー源として必要な物質なので、原尿に出たものは近位尿細管でほぼ全部再吸収され、尿に出るのは微量です。ただし、腎臓で回収しきれないほど血中の濃度（血糖値）が高いと尿に出てくることになります。これをオーバーフロー性糖尿といいます。尿にグルコースがオーバーフローしてくるほど血糖値が高くなる場合、糖尿病の可能性があります。

　尿素（P.58参照）は窒素の成分を含むたんぱく質の分解産物です。不要な老廃物のように思えますが、実は腎臓の髄質の浸透圧を維持するために利用されています。原尿に出た尿素の半分は近位尿細管で再吸収され、残りは集合管で再吸収されます。集合管で再吸収されたものはヘンレループの細い上行脚のところで分泌され、この部分の間質の浸透圧を上昇させます。最終的に尿に排泄されるのは原尿の40％程度です。

実は体内で役に立つ尿酸は90％が再吸収される

　尿酸（P.58参照）は核酸に含まれるプリン体の代謝産物です。血中の濃度が高すぎる状態がつづくと痛風などの病気につながるやっかいな物質ですが、実は強い抗酸化作用を持っていて、体内でからだを酸化させる活性酸素を打ち消すはたらきも持っています。尿酸は近位尿細管で原尿に出たのと同じくらいの量が血液側から分泌され、それらの大半が再吸収されています。最終的に尿として捨てられるのは原尿で出た分の10％です。

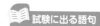

グルコースの再吸収

グルコースは原尿に出るが、ほぼ100％が
近位尿細管で再吸収される。

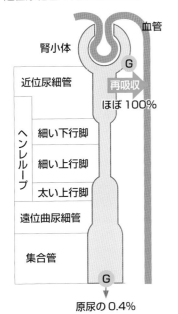

尿素の再吸収

近位尿細管で半分が再吸収される。残りの半
分は集合管で再吸収されたのち、ヘンレルー
プで分泌され、浸透圧の維持に寄与する。

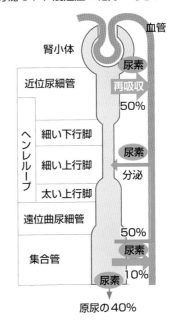

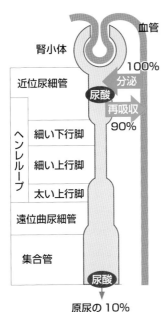

尿酸の再吸収

近位尿細管で血管からさらに同等の量が分泌
され、その大半が再吸収される。

85

尿量を調節するしくみ①
RA系・RAA系

- RA系とはレニンとアンジオテンシンによる一連の作用
- 血圧が下がると腎小体の傍糸球体装置の細胞がレニンを出す
- アンジオテンシノゲンがアンジオテンシンⅠ→Ⅱになる

腎臓から出るレニンからスタート

　RA系とはレニンとアンジオテンシン、RAA系とは
RAにアルドステロンを加えた一連の物質とそれらがもた
らす作用のことです。これらは腎臓でナトリウムイオンや
水の再吸収を促して尿量を減らし、血液量を増やして血圧
を上げます（アルドステロンはP.88で解説）。

　RA系は、腎小体上部の傍糸球体装置（P.36参照）が血
圧の低下を感知することでスタートします。装置の一部で
ある輸入細動脈の壁にある傍糸球体細胞は、壁の圧力が下
がったのを感知するとレニンを分泌します。また遠位尿
細管の緻密斑は尿の流量の低下（クロールイオンの濃度低
下）を感知すると、そばのメサンギウム細胞を介して傍糸
球体細胞にシグナルを伝え、それを受けた傍糸球体細胞が
レニンを分泌します。さらに運動などで興奮した交感神経
も傍糸球体細胞を刺激し、レニンの分泌を促します。

RA系・RAA系は血圧を上げる

　レニンは酵素で、肝臓がつくるアンジオテンシノゲンを
アンジオテンシンⅠに変換します。アンジオテンシンⅠは
肺の血管などでつくられるACEという酵素によってアン
ジオテンシンⅡになります。アンジオテンシンⅡは全身
の血管を収縮させ、輸出細動脈を収縮させて糸球体濾過量
を維持し、近位尿細管でのナトリウムイオンと水の再吸
収を促して、循環血液量を増やして血圧を上げます。また
血圧を上げる作用がある脳下垂体のバゾプレシン（P.90参
照）と副腎のアルドステロン（P.88参照）の分泌も促します。

試験に出る語句

レニン
血圧が下がると腎臓の腎小
体にある傍糸球体装置の傍
糸球体細胞から出る酵素。
アンジオテンシノゲンをア
ンジオテンシンⅠに変換す
る。RA系のスタート。

アンジオテンシノゲン
肝臓がつくる物質で、ホル
モンの前駆物質。ホルモン
としての作用はない。腎臓
から出るレニンの作用によ
ってアンジオテンシンⅠに
なる。

アンジオテンシンⅠ
アンジオテンシノゲンがレ
ニンの作用で変化したもの。
ホルモンとしての作用はな
い。

アンジオテンシンⅡ
アンジオテンシンⅠが肺が
つくる酵素のACEによっ
て変化したもの。主に腎臓
に作用して血圧を上げるは
たらきがある。

レニンの分泌

傍糸球体細胞は、輸入細動脈の血圧の低下を感知するとレニンを出す。また遠位尿細管の緻密斑が尿量の減少を感知すると、糸球体外メサンギウム細胞を介して傍糸球体細胞に伝達され、レニンが出る。

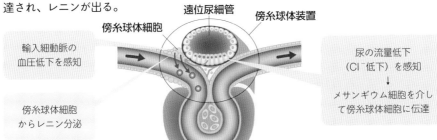

遠位尿細管　傍糸球体装置
傍糸球体細胞

輸入細動脈の
血圧低下を感知

傍糸球体細胞
からレニン分泌

尿の流量低下
（Cl⁻低下）を感知
↓
メサンギウム細胞を介し
て傍糸球体細胞に伝達

アンジオテンシンⅡができるプロセス

レニンは肝臓がつくるアンジオテンシノゲンをアンジオテンシンⅠに変換する。アンジオテンシンⅠは肺がつくる ACE によってアンジオテンシンⅡに変換される。

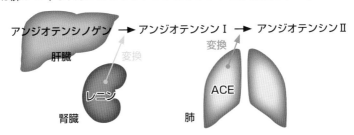

アンジオテンシノゲン → アンジオテンシンⅠ → アンジオテンシンⅡ

肝臓　　変換　　変換

レニン　　ACE

腎臓　　肺

アンジオテンシンⅡは血圧を上げる

アンジオテンシンⅡは、尿細管での Na^+ と水の再吸収を促し、副腎からアルドステロンを分泌させる。全身の血管を収縮させ、下垂体からバゾプレシンを分泌させて血圧を上げる。

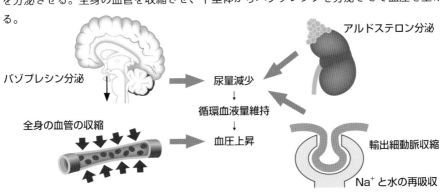

アルドステロン分泌

バゾプレシン分泌　→　尿量減少
↓
循環血液量維持
↓
全身の血管の収縮　→　血圧上昇

輸出細動脈収縮

Na^+ と水の再吸収

腎臓と泌尿器のはたらき

RA系・RAA系

87

尿量を調節するしくみ②
アルドステロン

● アルドステロンは副腎皮質から分泌されるホルモン
● アンジオテンシンⅡの作用や血中カリウム濃度の上昇で分泌
● 集合管でのナトリウムイオンの再吸収を促し血圧を上げる

RA系からのRAA系

アルドステロンは副腎皮質から分泌されるホルモンです。副腎は名前から腎臓の付属器官のようですが、腎臓とは独立した器官です。副腎皮質と副腎髄質があり、皮質からはアルドステロンのほか、糖質の代謝を調節する糖質コルチコイド、男性ホルモンであるアンドロゲンといったステロイドホルモン（P.26参照）が分泌されています。また髄質からはアドレナリンなどのホルモンが分泌されています。

アルドステロンの合成と分泌は、前項のアンジオテンシンⅡによって促進されます。つまり元をたどれば、血液量の減少や血圧の低下が引き金になり、レニン→アンジオテンシノゲン→アンジオテンシンⅠ→アンジオテンシンⅡ→アルドステロンという連鎖反応で分泌されるしくみになっています。このアルドステロンまでの一連の反応をRAA系といいます。またアルドステロンは、血中のカリウム濃度の上昇によっても刺激され、分泌が促進されます。

集合管に作用してナトリウムの再吸収を促進

アルドステロンは腎臓の集合管に作用してナトリウムの再吸収を促します。アルドステロンは集合管の壁の細胞にナトリウムイオンや水などを通す輸送体を増やすはたらきを持っているのです。

そしてナトリウムイオンが間質と血管のほうへ汲み出されると、間質の浸透圧が高まり、今度は水が集合管から間質のほうに移動します（再吸収の促進）。その結果、循環血液量が増え、血圧が上がるというしくみです。

アルドステロン
副腎皮質から分泌されるステロイドホルモン。アンジオテンシンⅡの刺激によって、または血中カリウム濃度の上昇によって分泌が促進される。集合管でのナトリウムイオンの再吸収を促進して血圧を上げる。

副腎髄質
副腎の内側の部分。皮質とは発生的に別の組織からつくられる。アドレナリン、ノルアドレナリンといったホルモンを分泌する。腎臓の機能には関係ない。

アルドステロン分泌のしくみ

アンジオテンシンⅡの刺激によって、または血中K⁺濃度の上昇が刺激になり、副腎皮質からアルドステロンが分泌される。

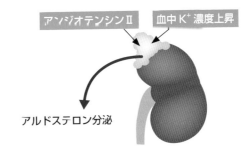

アルドステロンの作用

アルドステロンは集合管壁の細胞に作用し、Na^+ を通すチャネル、K^+ のチャネル、水のチャネルを増やし、さらに Na^+ と K^+ をエネルギーを使って移動させる輸送体も増やす。Na^+ が汲み出されると、浸透圧の差で水も汲み出されて再吸収され、循環血液量が増えて血圧が上がる。一方で K^+ は尿に捨てられる。

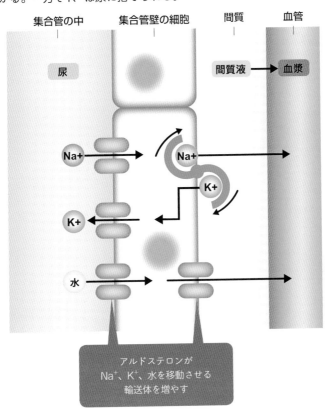

89

尿量を調節するしくみ③
バゾプレシン

ポイント
- バゾプレシンは視床下部でつくられ、下垂体から分泌される
- 血圧の低下や血漿浸透圧の上昇が分泌を刺激する
- 集合管の壁に水チャネルを増やして再吸収を促す

血圧の低下や血漿浸透圧の上昇で分泌される

　バゾプレシンは脳の中心の前下方にある視床下部でつくられて脳下垂体から分泌されるホルモンで、抗利尿ホルモン（ADH）とも呼ばれます。利尿とは尿量を増やすこと（P.92参照）、抗はそれを打ち消す意味の言葉ですから、このホルモンは尿量を減らす作用があるということです。

　バゾプレシンは、血圧の低下や血漿浸透圧の上昇によって分泌が促進されます。血圧の低下は首の頸動脈洞にある圧受容体が、血漿浸透圧の上昇は視床下部にある浸透圧受容体が感知します。特に視床下部の浸透圧受容体は敏感で、少しの変化でも感知することができます。それぞれで感知されたシグナルは脳の視床下部に届き、そこでバゾプレシンの合成が促され、分泌されたバゾプレシンは視床下部の下にぶらさがっている下垂体に運ばれて、そこから血中に分泌されます。

集合管の水チャネルを増やして再吸収を促進

　バゾプレシンは血流に乗って腎臓の集合管まで届き、集合管の壁に作用します。すると集合管の内側に水を通す輸送体のチャネルがたくさん開きます。間質に面した膜にはもともと別のタイプの水チャネルが開いているので、これで水が集合管の中から間質、血管へと再吸収されやすくなります。集合管に届いたころの尿は薄い状態になっていて、間質のほうが浸透圧が高いことから、水が集合管内から間質のほうに出て行きます。その結果、循環血液量が増え、血漿の浸透圧が下がります。

試験に出る語句

バゾプレシン
視床下部でつくられ下垂体から分泌されるホルモン。血圧の低下や血漿浸透圧の上昇が分泌の引き金となる。腎臓の集合管に作用して水の再吸収を促し、血漿浸透圧を下げる。

キーワード

視床下部
脳の中心の前下方のエリアで、神経細胞のかたまりである神経核がいくつもあるところ。内分泌系の中枢。下に下垂体がぶら下がっている。

下垂体
脳下垂体ともいう。視床下部の下にぶら下がっている。前葉と後葉にわかれている。

メモ

生成は視床下部、分泌は下垂体
バゾプレシンは下垂体から分泌されるが、つくっているのは視床下部である。視床下部でつくられたホルモンが下垂体後葉に運ばれ、刺激を受けると分泌されるしくみになっている。

バゾプレシンの合成と分泌

血圧の低下や血漿浸透圧の上昇が感知されると、視床下部でバゾプレシンの合成が促進される。バゾプレシンは下垂体後葉に運ばれ、そこから分泌される。

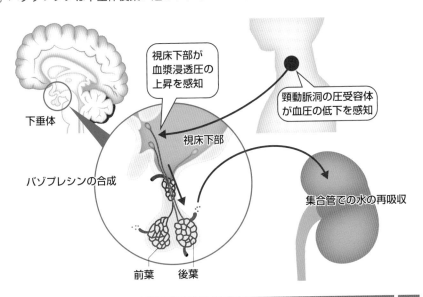

下垂体

視床下部が
血漿浸透圧の
上昇を感知

頸動脈洞の圧受容体
が血圧の低下を感知

視床下部

バゾプレシンの合成

集合管での水の再吸収

前葉　　後葉

バゾプレシンの作用

バゾプレシンは集合管壁の細胞の内側の膜に水チャネルをたくさん開く。ここから水が多く再吸収され、血漿の浸透圧が下がる。

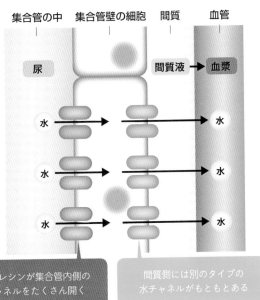

集合管の中　集合管壁の細胞　　間質　　血管

尿

間質液 → 血漿

水

水

水

水

水

水

水

水

水

バゾプレシンが集合管内側の
水チャネルをたくさん開く

間質側には別のタイプの
水チャネルがもともとある

尿量を調節するしくみ④
心房性ナトリウム利尿ペプチド

ポイント
- 血液量が増えて心房壁が引き伸ばされると心筋から分泌される
- 集合管でナトリウムの再吸収を抑制する
- 尿の浸透圧が下がらないので水も再吸収されず、尿量が増える

心房が引き伸ばされると心筋から分泌される

心房性ナトリウム利尿ペプチド（ANP）は、血圧を下げる作用を持つホルモンで、循環血液量が増えると心臓の心房の壁にある心筋細胞から分泌されます。全身の循環血液量が増えると心臓に戻ってくる血液も増え、それを受け取る心房がぐっと膨らみます。すると心房の壁が強く引き伸ばされたのを感知して、血圧を下げるホルモンを分泌するしくみになっています。

心房性ナトリウム利尿ペプチドは血液に乗って腎臓の集合管に届き、集合管の壁に作用すると、集合管の内側の細胞膜にあるナトリウムイオンを通すチャネルが不活化し、ナトリウムイオンが集合管から血管のほうに再吸収されるのが抑制されます。ナトリウムイオンが尿に残るため浸透圧は高いままになり、水も集合管内に残り、尿量が増えます。このような作用をナトリウム利尿といいます。そしてその結果循環血液量は減少し、血圧が下がります。

全身の血管を拡張させたりRAA系を抑制したり

心房性ナトリウム利尿ペプチドは、血液に乗って全身を回り、全身の血管を拡張させる作用も持っています。血管が拡張すれば血圧は下がります。

また腎臓から出るレニン（P.86参照）や副腎からのアルドステロン（P.88参照）の分泌を抑制する作用もあります。レニンやアルドステロンはRA系、RAA系の作用で血圧を上げるので、これらを抑制することでさらに血圧を下げる効果を発揮します。

試験に出る語句

心房性ナトリウム利尿ペプチド（ANP）
心房壁が引き伸ばされると心筋から分泌される。ナトリウムの再吸収を抑制し、尿量を増やし、循環血液量を減らして血圧を下げる。

キーワード

ペプチド
アミノ酸がいくつもつながったもののこと。2つつながっていればジペプチド、たくさんつながっているとポリペプチド。おおよそ50個以上つながったものをたんぱく質と呼ぶ。

利尿
尿量を増やす、または尿量が増えること。尿量を増やす薬を利尿薬という。

心房性ナトリウム利尿ペプチドの合成と分泌

循環血液量が増加して心房が拡張、壁が引き伸ばされたのを感知した心筋が心房性ナトリウム利尿ペプチドを分泌する。

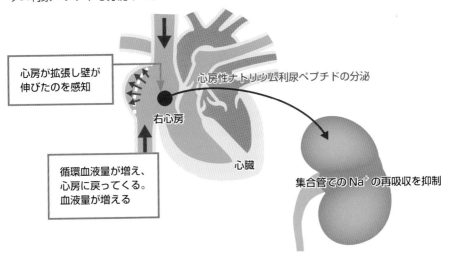

心房が拡張し壁が伸びたのを感知

心房性ナトリウム利尿ペプチドの分泌

右心房

循環血液量が増え、心房に戻ってくる。血液量が増える

心臓

集合管での Na⁺ の再吸収を抑制

心房性ナトリウム利尿ペプチドの作用

集合管細胞壁の Na⁺ を通すチャネルを細胞内に引っ込めて抑制、Na⁺ が再吸収できなくなる。すると尿の浸透圧が高いままなので、水も尿に残る。その結果、尿量が増え、循環血液量は減り、血圧が下がる。

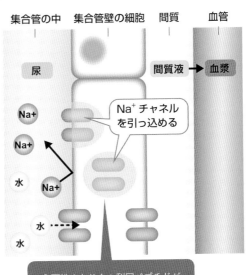

集合管の中　集合管壁の細胞　間質　血管

尿

間質液 → 血漿

Na+

Na+

Na⁺ チャネルを引っ込める

水　Na+

水

水

心房性ナトリウム利尿ペプチドが膜の Na⁺ チャネルを引っ込める

尿をためておく膀胱

ポイント
- 絶えずつくられる尿が尿管を通って膀胱にためられていく
- 膀胱の天井が持ち上がり、壁と粘膜が伸びていく
- 交感神経などにより膀胱壁は弛緩、尿道括約筋は収縮する

膀胱の天井が持ち上がり、壁が伸びて蓄尿される

膀胱は排尿するまでの間、尿をためておくタンクです。膀胱に尿がたまることを蓄尿といいます。成人の場合、尿は1分間に1mℓ程度つくられています。ただし摂取した水分の量や発汗の程度、血圧の変動といった状況の変化によってつくられる尿量は増減します。絶えずつくられる尿は腎盂に集まり、尿管によって膀胱に送られ、膀胱の後ろ下方にある尿管口から膀胱に入ります。

膀胱が空っぽのときは、天井が落ちるような形でペタンコになっていて、内側の粘膜にはシワがよっています。そして少しずつ尿がたまっていくと、天井がふくらんでいくとともに、膀胱壁の平滑筋が伸びて壁が薄くなり、内側の粘膜のシワも伸びていきます。

交感神経が排尿しないようにしている

尿がたまっていく過程の膀胱は交感神経の支配を受けており、壁の平滑筋は弛緩し、内尿道括約筋は収縮しているため、尿が漏れ出てしまうことはありません。また仙髄の神経核（Onuf核）のはたらきにより、外尿道括約筋も収縮状態に保たれています。たとえばドーピングの検査で監視下で尿をとらなければならないときになかなか尿が出ないのは、緊張や興奮状態におかれて交感神経が優位にはたらき、蓄尿のモードにあるからです。

膀胱は最大で500〜600mℓ（個人差あり）程度の尿をためられるといわれていますが、それよりずっと少ない量がたまった段階で尿意が起こります（P.96参照）。

試験に出る語句

蓄尿
膀胱に尿がたまること。またその過程。検査のため決められた時間内に排尿した尿をためておくことも蓄尿という。

仙髄
脳からつづき脊椎の中を通る脊髄の下部で、仙髄神経が出る部分。

Onuf核
オヌフ核。仙髄にある神経細胞が集まった神経核。尿道括約筋や肛門括約筋をコントロールする機能を持つ。

尿が膀胱にたまっていく

絶えずつくられている尿は尿管から膀胱に徐々にたまっていく。膀胱の天井が持ち上がるようにふくらみつつ、壁が伸び、粘膜のシワも伸びていく。

（横から見たところ）

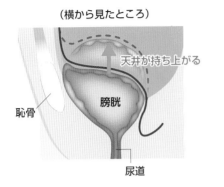

天井が持ち上がる

膀胱

恥骨

尿道

（正面から見たところ）

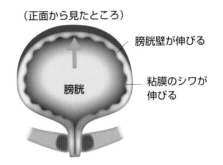

膀胱壁が伸びる

膀胱

粘膜のシワが伸びる

蓄尿時の神経のはたらき

尿をためている間は交感神経が優位になっていて、膀胱壁は弛緩し、内尿道括約筋は収縮している。また仙髄の Onuf 核が外尿道括約筋を収縮させている。

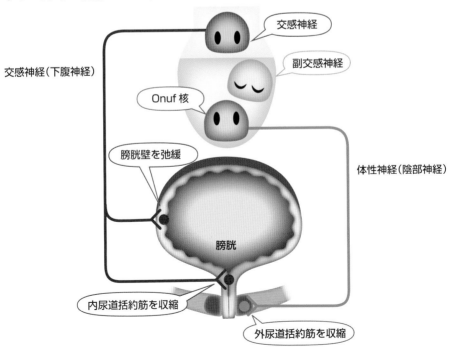

交感神経

副交感神経

交感神経（下腹神経）

Onuf 核

膀胱壁を弛緩

体性神経（陰部神経）

膀胱

内尿道括約筋を収縮

外尿道括約筋を収縮

排尿のしくみ

- 膀胱に150〜200mℓ程度の尿がたまると尿意が起きる
- がまんするときは大脳のはたらきで排尿を抑制する
- 排尿すると決めると排尿反射が起きる

尿意が起きたけれどがまんするときは

　膀胱に150〜200mℓ程度の尿がたまると、膀胱の壁にあるセンサー（伸展受容器）が壁が引き伸ばされたのを感知します。その情報は骨盤神経の求心性神経によって大脳に伝えられ、同時に蓄尿中に外尿道括約筋を収縮させておくはたらきがある仙髄の神経核（Onuf核）や、膀胱壁を弛緩させ内尿道括約筋を収縮させておくはたらきがある交感神経の中枢にも届きます。さらに大脳からの指令を中継する中脳にも届き、排尿するのかがまんするのか、大脳からの指示を待つことになります。

　尿がたまったという情報が大脳に届くと尿意が起きます。このときすぐに排尿できる状況にない場合はがまんすることになります。まだ排尿しないと決めると、大脳からの指令で中脳を経由して橋にある排尿中枢が抑制され、膀胱や内尿道括約筋に対する交感神経の作用は解けず、排尿は起こりません。

トイレに行って、排尿するときは

　尿意が起きてトイレに行き、排尿できる状況になっていざ排尿しようと決めると、大脳から中脳を経由して橋の排尿中枢に「排尿せよ」という指令が届き、この部分の抑制が解けて排尿反射が起きます。すると仙髄にある副交感神経の中枢に排尿の指令が届き、意思とは関係なく膀胱壁が収縮し、内尿道括約筋がゆるみます。さらに外尿道括約筋を収縮させていた仙髄のOnuf核も抑制され、外尿道括約筋がゆるみ、排尿が起こります。

試験に出る語句

尿意
排尿したいという意識。膀胱に一定量の尿がたまるとその情報が大脳に届き、尿意が起きる。

排尿反射
尿意が起き、排尿しようと決めると、橋の排尿中枢の抑制が解除されるはたらき。

キーワード

中脳、橋
大脳につづく中枢神経の脳幹の一部。大脳のすぐ下が中脳、その下が橋、その下が延髄。延髄の下に脊髄がつづく。

尿意をがまんするとき

❶大脳が尿意をがまんしようと決める
❷中脳を抑制
❸中脳の抑制で橋の排尿中枢が抑制される
❹交感神経は優位にはたらき、膀胱壁を弛緩させ、内尿道括約筋を収縮させる
❺副交感神経は抑制されている
❻ Onuf 核が外尿道括約筋を収縮させる

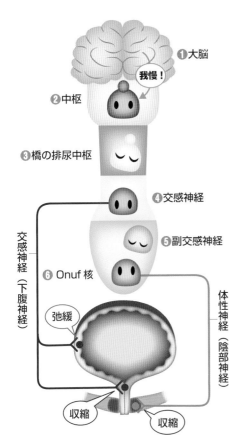

❶大脳
我慢！
❷中枢
❸橋の排尿中枢
❹交感神経
❺副交感神経
❻ Onuf 核
交感神経（下腹神経）
体性神経（陰部神経）
弛緩
収縮
収縮

排尿するとき

❶大脳が排尿しようと決める
❷中脳の抑制が解除される
❸橋の排尿中枢で排尿反射が起きる
❹交感神経は抑制され、
❺副交感神経が優位になり、膀胱壁が収縮し、内尿道括約筋が弛緩する
❻ Onuf 核が抑制され、外尿道括約筋が弛緩し、排尿が起きる

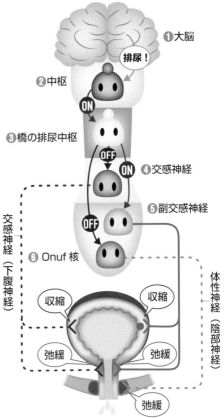

❶大脳
排尿！
❷中枢
ON
❸橋の排尿中枢
OFF
ON ❹交感神経
❺副交感神経
OFF
❻ Onuf 核
交感神経（下腹神経）
体性神経（陰部神経）
収縮
収縮
弛緩
弛緩
弛緩

腎臓病の人から学ぶ塩分控えめのテクニック

腎臓が悪くなると、医師から「塩の摂取量を減らしてください」と指導されます。これは、塩のナトリウムには水をひっぱり込む性質があるため、余分な塩と水を尿として捨てられないと細胞外液が増え、むくみ（浮腫、P.144参照）や高血圧（P.142参照）を引き起こすからです。ひどくなると心臓に負担がかかって心不全を起こしたり、肺に水が溜まる肺水腫を起こしてひどい呼吸困難に陥ったりする可能性もあるのです。

腎臓病がある人は、1日の塩の摂取量を3g以上6g未満にする必要があるとされています。現代の日本人が1日にとっている塩の量は平均10g前後（男性が約11g、女性が約9g）。6g未満にするには最低でも3～4割程度減らさなければならないことになります。この目標を達成するにはかなりの工夫が必要で、患者さんやその家族は実に大変な努力をしています。

そもそも日本人は塩をとりすぎていると言われます。しょうゆやみそを使い、漬物や干物、練り物などをよく食べる日本人は塩分過多になりがちです。日本人は健康な人でももう少し塩の摂取を控える必要があり、厚生労働省は1日の摂取量を男性7.5g未満、女性6.5g未満にするように言っています（15歳以上。日本人の食事摂取基準2020年版より）。ちなみにラーメンやうどん、カツ丼や天丼などは、店などによって違いはあるものの、1杯で5～6gもの塩を摂取しています。これだけでほぼ1日分をとってしまうのです。

腎臓病がある人が塩の摂取を抑えるために実践しているテクニックは、健康な人にも役立ちます。たとえば外食では塩の量を自分で調節できるメニューにします。カツ丼よりとんかつ定食にして、少しずつソースをつけて食べます。料理をするときは、塩やしょうゆは減塩タイプに変え、さまざまなスパイスの香り、酢やレモンの酸味、出汁などの旨味をしっかりきかせると薄味でもおいしく食べられます。カツオは出汁をとるだけでなく粉も入れるとさらに美味。エノキダケやシメジ、シイタケなどのキノコをたっぷり使うととてもおいしい旨味が出るのでおススメです。

第 4 章

尿検査でわかること

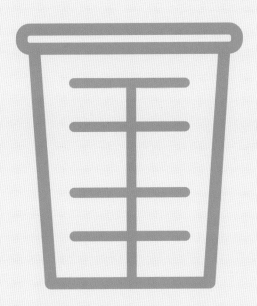

正常な尿とは

ポイント
● 1日の尿量は成人の場合800〜1500mℓ
● 薄い黄色で、水分が少ないと色が濃くなる
● 正常な尿は透明で、あまり匂わない

薄い黄色の尿が1日1500mℓ

　成人の場合、1日の尿量は800〜1500mℓほどになります。ただしこの量は、その日の水分摂取量や発汗の程度などによって変動します。最低でも1日に400〜500mℓ程度の尿を出さないと、体内の老廃物などを捨てきれず、ホメオスタシスが維持できないといわれています。

　色は薄い黄色が基本ですが、色の濃さはときによってまちまちです。水分が多くなれば薄く、水分が少なく濃縮された尿では濃くなります。黄色い色はウロビリンという物質の色です。ウロビリンのもとになるのは赤血球の赤い色素のヘモグロビンです。古くなった赤血球が壊されて取り出されたヘモグロビンは分解されてビリルビンとなり、脂質の消化を助ける胆汁の成分になります。ビリルビンは腸内細菌のはたらきでウロビリノーゲンになり、一部が血中に回収され、腎臓でろ過されて尿に出てきます。このウロビリノーゲンが酸化したのがウロビリンです。

正常な尿は透明でほぼ無臭

　基本的に尿は透明です。病気がなくても、極端に水分が少なく濃い尿になったときや、食事や運動などの影響で一時的に濁った尿が出ることがあります。

　尿の匂いはわずかです。濃い尿が出たときに少し匂ったり、ビタミン剤を服用したあとに特有の匂いがしたりすることがあります。尿というとアンモニアを連想するかもしれませんが、正常な尿にはアンモニアはほとんど含まれておらず、アンモニア臭はしません。

試験に出る語句

ウロビリン
尿に黄色い色をつける物質。赤血球のヘモグロビンが、ビリルビン→ウロビリノーゲン→ウロビリンと変化したもの。

メモ

アンモニア臭
トイレなどでツンとしたアンモニア臭がするのは、飛び散った尿に含まれる尿素が細菌によって分解されてアンモニアが生じるため。出たての尿にアンモニア臭がある場合は尿路感染などが疑われる。

正常な尿の色や匂い

薄い黄色で透明、匂いはほとんどないが、水分が少ない濃縮された尿の場合、色が濃くなり、少し匂うことがある。

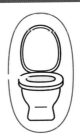

1日800 〜 1500mℓ
薄い黄色　透明
匂いはほとんどなし

尿の色はウロビリンの色

尿の黄色はウロビリンの色である。ウロビリンは、赤血球のヘモグロビンが分解され、ビリルビン、ウロビリノーゲン、ウロビリンへと変化したもの。

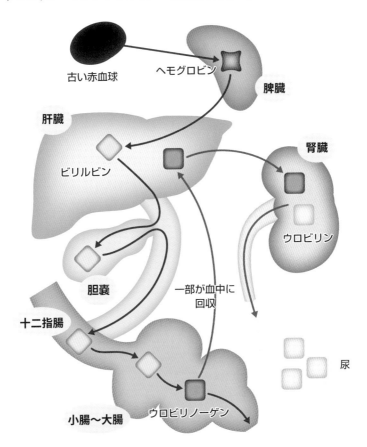

古い赤血球

ヘモグロビン

脾臓

肝臓

ビリルビン

腎臓

ウロビリン

胆嚢

一部が血中に回収

十二指腸

尿

小腸〜大腸

ウロビリノーゲン

尿検査の基本

ポイント
- 尿検査は検体の採取が簡単かつ安全で、とても有用な検査
- 朝一番の早朝尿は濃縮されているため、得られる情報が多い
- 中間尿をとるのが基本だが、指示があればそれに従う

からだを傷つけずに検体がとれるのは大きな利点

尿検査は、日本で生活している人なら誰もが一度は受けたことがあるはずです。医学がこれだけ発達した現代でも古くからある尿検査が残っているのには理由があります。それは、尿検査は検体をとるのがとても簡単なだけでなく、体内の状況を推し量るのに非常に有用だからです。

尿検査の検体は、本人がトイレで専用のカップにとってくるだけで採取できます。血液検査のように血管に針を刺されたり、胃カメラのように苦しい思いをすることはありません。検体を採取するために不利益を被るリスクがほとんどないという点はとても重要なことです。ただし特別な尿検査では、膀胱の中にある尿を採取するため尿道から膀胱まで管を入れたり、下腹部から膀胱まで針を刺す処置をすることがあります。

いつどうやって採尿する?

朝起きてすぐの尿を採取するものを早朝尿といいます。夜間は腎臓が濃縮した尿をつくるため、朝一番にとると検査的にもまさに内容の濃い尿がとれるのです。体調が悪くて急に病院に行ったときなど、事前の準備なく採尿するものを随時尿といいます。食事や運動などの影響を受けますが、基本的な情報は十分に得られます。

採尿するときは、出始めと最後の尿は捨て、中間の尿をカップにとります（中間尿）。ただしとり方に特別な指示がある場合はそれに従ってください。また、採尿時に洗浄便座の水がカップに入らないように注意しましょう。

 試験に出る語句

早朝尿
朝起きて最初に出た尿を採取したもの。夜間は尿を濃縮するので、早朝尿は水以外の成分が多く（濃く）、尿から多くの情報が得られる。

随時尿
採尿するタイミングなどに制限を設けず、任意のときに採尿したもの。食事や運動などの影響を受ける可能性がある。

中間尿
出始めと終わりの尿を捨て、中間の尿を採取すること。特に女性の場合、外陰についているおりものや細菌などが検体に混入するのを防ぐことができる。

メモ

ほかにもある採尿方法
男性の場合、血尿などの原因を探るため、出始めからの尿と後半の尿の2つに分けて採尿する2杯分尿という方法をとることがある。また24時間排尿したものをためておく蓄尿をすることもある。

尿をとるタイミング

早朝尿は、食事や運動による影響を受けず、濃縮尿がとれる。随時尿は任意のときに採取するもので、食事などの影響を受けるが、情報は十分に得られる。

早朝尿

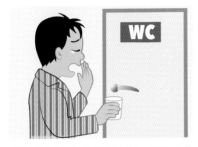

朝起きてすぐの尿。濃縮尿がとれる。食事や運動などの影響をあまり受けない。

随時尿

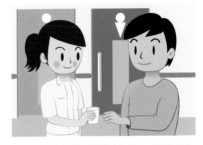

事前の準備や制限なく採尿するので、食事や運動などの影響を受ける。

基本的な尿のとりかた

出始めと最後の尿は捨て、中間の尿をとる（中間尿）。ただし、"初めから最後まで全部採尿" などの指示がある場合はそれに従う。カップに洗浄便座の水などが入らないように注意する。

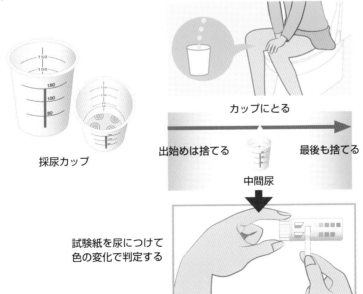

採尿カップ

カップにとる

出始めは捨てる　　中間尿　　最後も捨てる

試験紙を尿につけて
色の変化で判定する

103

尿沈渣、染色、培養などの検査

ポイント
- 尿沈渣や培養は尿をより詳しく検査するための方法
- 尿沈渣は尿を遠心分離機にかけて沈殿物を調べる検査
- 細菌感染が疑われる場合は尿を培養することがある

尿を遠心分離機にかけて沈殿物を調べる

　一般的な健康診断などでの尿検査では、採取した尿に試験紙をつけて調べることが多いのですが、尿路の感染症や腎障害などが疑われる場合などには、尿に特別な処理をして詳しく調べることがあります。

　尿沈渣という検査では、採取した尿を遠心分離機にかけて沈殿したものを顕微鏡で観察します。「渣」は底に沈んだ「おり」や「かす」という意味です。腎臓や尿路に炎症や出血、尿の停滞などの問題があると、尿に血球や結晶、細菌、円柱と呼ばれるかたまりなどの固形物が出てくることがあります。そこで尿にどんなものが混じっているかを調べると、病気やその程度を推定することができるのです。

　円柱とは、遠位尿細管や集合管で固形物がつまってかたまり、細長い円柱状になったものです。かたまりには、遠位尿細管から分泌される特有の糖たんぱく質を中心に、尿細管などの壁の上皮細胞、赤血球や白血球、脂質などが混じっています。

尿を培養して細菌を特定する

　発熱があり、尿が濁っている場合、また一般的な尿検査や尿沈渣で尿に膿が混じっていることがわかった場合などは、尿路の感染が疑われます。このような場合は、感染の原因菌特定のため、尿に含まれる細胞を染色する検査や培養（P.118参照）する検査を行うことがあります。このような場合は、採尿時にまわりから細菌が混入するのを防ぐため、膀胱に管（カテーテル）を入れて採尿することもあります。

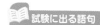
試験に出る語句

尿沈渣
10mℓの尿を遠心分離機にかけ、沈殿した固形物を顕微鏡で観察する検査。血球や結晶、円柱などが観察される。

円柱
遠位尿細管や集合管で固形物がつまってかたまり、円柱状になったもの。糖たんぱく質や血球、上皮細胞などがかたまっている。尿細管などが一定時間つまり、その後流れたことを示す。

培養
尿に膿が混じるなど感染が疑われる場合に、尿を培養して原因菌を特定する。培養に使う尿は中間尿またはカテーテルで採取する。

キーワード

カテーテル
管のこと。尿を培養する場合は、採尿時に細菌が混入するのを防ぐため、膀胱にカテーテルを入れて尿を採取することがある。

尿沈渣の方法

採取した尿を10mlとって遠心分離機にかけ、沈殿したものを顕微鏡で観察する。血球や結晶、細菌、円柱などの固形物が見える。どんなものがあるかで病気を推定する。

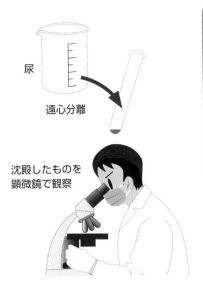

尿

遠心分離

沈殿したものを
顕微鏡で観察

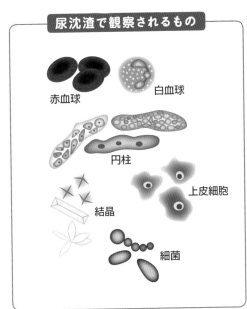

尿沈渣で観察されるもの

赤血球　白血球

円柱

結晶　上皮細胞

細菌

培養検査

細菌感染が疑われる場合に、尿を培養し、原因菌を特定する。採尿時に周囲から細菌が混入するのを防ぐためカテーテルで採尿することがある。

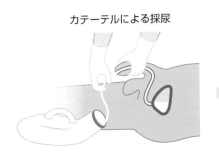

カテーテルによる採尿

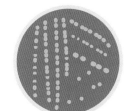

培養して細菌を調べる

尿の色、pH、比重

ポイント
- 色が濃すぎるのはビリルビン尿の可能性がある
- 血尿は、腎臓や泌尿器の感染、炎症、結石、がんなどが原因
- pHや比重は常に変動するが、極端な場合は病気が疑われる

色が異常なときは腎・泌尿器の病気かも

　尿の色が濃い場合、水分摂取が足りなくて濃縮された尿が出ている可能性もありますが、ビリルビン（P.114参照）が含まれるビリルビン尿かもしれません。通常ビリルビンは胆汁の成分として胆嚢から腸に出て行きますが、肝臓の障害や胆道の閉塞などがあると血中に多く出てくるようになり、それが尿にも排泄されるようになります。

　赤や赤褐色になる場合、尿に赤血球が混じる血尿（P.116参照）の可能性があります。血尿の原因は、腎臓や尿路の感染や炎症、結石、がんなどです。血液の病気や血管の病変でも血尿が出ることがあります。また赤い尿は、赤血球の中の色素のヘモグロビンや筋肉の中で酸素を運ぶミオグロビンなどの混入も考えられます。

　尿に細菌がたくさん混じっている場合やある種のビタミン剤を服用したときには、緑色になることもあります。

pHや比重はさまざまな要因で変動する

　尿のpHは6前後で弱酸性ですが、食べ物などの影響で5〜8くらいの範囲で変動します。正常範囲より酸性になる場合は腎疾患や糖尿病、発熱などが、アルカリ性になる場合は尿路感染症やひどい嘔吐などが疑われます。

　尿の比重は1.002〜1.030が正常範囲です。異常に高い場合は、尿にたんぱく質があふれるネフローゼ症候群（P.160参照）などが、グルコースが出ている場合は糖尿病などが疑われます。極端に低い場合は、腎臓で水を再吸収して尿を濃縮する機能が低下している可能性があります。

試験に出る語句

ビリルビン尿
尿にビリルビンが含まれている尿。ビリルビンが黄色いので、これが増えると尿の色が濃くなり、泡立った泡まで黄色に見える。肝障害や胆道の閉塞が考えられる。

血尿
赤血球が多く含まれている尿。腎臓や尿路の炎症や結石、がんなどが原因。肉眼で赤いことがわかる場合を肉眼的血尿、顕微鏡で見ないとわからない場合を顕微鏡的血尿という。

キーワード

ミオグロビン
筋肉の細胞の中にあり、酸素を運ぶはたらきをする物質。赤血球のヘモグロビンに似ている。筋肉が壊れるようなことがあると血中にあふれ出て、それが尿にも出てくるようになる。

尿の色の異常

尿の色がおかしい場合、腎臓や泌尿器などの異常が疑われる。病気がなくても一時的に異常な色の尿が出ることもあるが、軽視せず、詳しい検査を受けてみることが大切である。

黄褐色	・濃縮された濃い尿 ・ビリルビン尿など
赤〜赤褐色	・赤血球が混じる血尿 ・腎臓や泌尿器の感染、炎症、結石、がんなど ・ミオグロビン尿などの可能性も
緑色	・細菌が多く含まれている ・ビタミン B2 の投与
混濁	・膿や白血球、脂肪などの混入 ・シュウ酸カルシウム等の塩類の混入など

尿の pH や比重の異常

尿のpHや比重は飲食や活動などによって常に変動するが、異常な値を示す場合、腎臓や泌尿器の病気や代謝異常、脱水などが疑われる。

pH	疑われる病気や異常
酸性	腎疾患、糖尿病、痛風、脱水、発熱など
アルカリ性	尿路感染症、嘔吐、過呼吸など

比重	疑われる病気や異常
高すぎる	ネフローゼ症候群、糖尿病、脱水、 ある種の造影剤を使ったあとなど
低すぎる	慢性腎臓病、急性腎障害の利尿期、 腎盂腎炎、尿崩症など

尿検査で
わかること

たんぱく尿

ポイント
- 健康診断などで行う試験紙法では陰性（−）が正常
- 実は正常でも尿にはわずかにたんぱく質が含まれる
- たんぱく尿の原因は腎前性、腎性、腎後性に分けられる

正常でも尿にはわずかにたんぱく質が含まれる

　健康診断などで行われる一般的な尿検査では、採取した尿に試験紙（P.103参照）をつけ、色の変化でたんぱく質がどの程度含まれているかをみます。この検査でたんぱく質は陰性（−）が正常で、陽性の場合、試験紙の変化した色によってその程度を（＋）（＋＋）などと評価します。

　試験紙の検査では陰性でも、実は尿にはわずかにたんぱく質が含まれています。体内のほとんどのたんぱく質は分子量が大きいため、糸球体の壁をつくる内皮細胞などの網の目を抜けられません（P.66参照）。また分子量が小さくてもマイナス電荷を持つものは基底膜の電位によって通過を妨げられます。しかしそれでも糸球体を抜けるものがあり、正常でも1日に50〜100mg程度のたんぱく質が出ているのです。正確には、1日の尿へのたんぱく質排泄量が150mgを超えたものをたんぱく尿といいます。

たんぱく尿の原因は腎臓の異常だけではない

　たんぱく尿が出る原因は、腎前性、腎性、腎後性に分けられます（P.126参照）。腎前性とは、腎臓や泌尿器の問題ではなく、それ以前のところに問題があるもののことで、溶血や多発性骨髄腫などがあります。腎性は腎臓自体に問題があるもので、糸球体の病気と尿細管の病気に分けられます。糖尿病の合併症である糖尿病性腎症（P.164参照）では、糸球体の異常が原因でたんぱく尿がみられます。腎後性は泌尿器の炎症や結石、がんなどが原因で、腎臓で尿がつくられたあとにたんぱく質が混じるのが原因です。

 試験に出る語句

腎前性たんぱく尿
腎臓で尿をつくる前の段階の問題でたんぱく尿が出るもの。多発性骨髄腫、溶血性疾患など。

腎性たんぱく尿
腎臓の糸球体や尿細管の異常でたんぱく尿が出るもの。糸球体性には糖尿病性腎症などが、尿細管性には尿細管間質性腎炎などがある。

腎後性たんぱく尿
腎臓で尿をつくったあと、泌尿器でたんぱく質が混じるもの。泌尿器の炎症や結石、がんなどが原因になる。

 キーワード

試験紙
細いテープ状のプラスティックに試薬がしみこんだ紙がついたもので、そこに尿をつけ、色の変化で含まれる成分を調べる。たんぱく質、糖、ウロビリノーゲン、pH、比重などが一目でわかる。調べられる項目数が違うさまざまな製品がある。

たんぱく尿の原因

尿に正常範囲を超えた量（150mg/日以上）のたんぱく質が出ている場合をたんぱく尿という。原因は、腎臓で尿をつくる際の問題の腎性と、その前の段階の問題が原因となる腎前性、腎臓で尿をつくったあとにたんぱく質が混じる腎後性に分けられる。

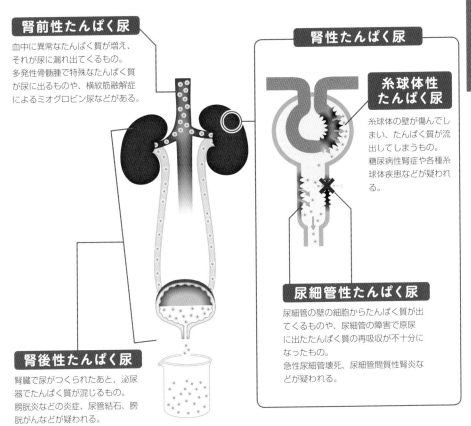

腎前性たんぱく尿

血中に異常なたんぱく質が増え、それが尿に漏れ出てくるもの。多発性骨髄腫で特殊なたんぱく質が尿に出るものや、横紋筋融解症によるミオグロビン尿などがある。

腎性たんぱく尿

糸球体性たんぱく尿

糸球体の壁が傷んでしまい、たんぱく質が流出してしまうもの。糖尿病性腎症や各種糸球体疾患などが疑われる。

尿細管性たんぱく尿

尿細管の壁の細胞からたんぱく質が出てくるものや、尿細管の障害で原尿に出たたんぱく質の再吸収が不十分になったもの。急性尿細管壊死、尿細管間質性腎炎などが疑われる。

腎後性たんぱく尿

腎臓で尿がつくられたあと、泌尿器でたんぱく質が混じるもの。膀胱炎などの炎症、尿管結石、膀胱がんなどが疑われる。

COLUMN

運動性たんぱく尿・起立性たんぱく尿

たんぱく尿は腎臓の病気のサインです。しかし腎臓に異常がないのにたんぱく尿が出ることがあります。代表的なのは、立ち上がったときに出る起立性たんぱく尿や、激しいスポーツのあとで出る運動性たんぱく尿です。これらは生理的たんぱく尿といい、一過性のもので治療の必要はありませんが、その後も異常がないか経過を見ることも大切です。

尿糖

ポイント
- 尿糖とは尿中にグルコースが出ていること
- 血糖値が高すぎるか、尿細管での再吸収が不十分で、尿糖が出る
- 糖尿病だと尿糖は陽性になりやすいが、陰性のこともある

再吸収されるはずのグルコースが尿に出る

　尿にグルコース（ブドウ糖）が混じっているのが尿糖です。採取した尿に試験紙をつけて糖の有無を調べるのが一般的で、正常は陰性（−）です。

　グルコースは分子が小さいので糸球体から原尿に出ますが、人体にとって大切なエネルギー源なので大半が尿細管で再吸収され、尿にはほとんど出てこないのが普通です。ただし、血中のグルコースの濃度（血糖値）が高すぎた場合や、尿細管での再吸収が不十分だった場合などに尿糖が陽性（＋）になります。

糖尿病では高血糖が尿糖の陽性を引き起こす

　尿糖が陽性になる代表的な病気は糖尿病です。糖尿病は血糖値が高すぎる状態がつづく病気で、尿にグルコースがあふれ出てしまうのです。グルコースが尿にたくさん出ると尿の浸透圧が高くなり、尿細管で水が尿のほうに引っ張られ、薄い尿が大量に出ることになります（多尿）。尿によって水分が大量に排泄されてしまうため体内の水分が足りなくなってひどくのどが渇き（口渇）、大量に水を飲むようになります（多飲）。多尿、口渇、多飲は糖尿病の特徴的な症状です。一方、糖尿病なら必ず尿糖が陽性というわけではありません。空腹時など血糖値が低いときに検査をすると陰性の結果が出ることがあります。

　血糖値が高くないのに尿糖が陽性になるものを腎性糖尿といいます。尿細管での再吸収が不十分なのが原因で、これだけなら特に治療の必要はないといわれています。

試験に出る語句

尿糖
尿にグルコースが含まれること。血糖値の高値、尿細管での再吸収の低下が主な原因。糖尿病は尿糖の陽性で発見されることも多い。

腎性糖尿
血糖値が高くないのに尿糖が陽性になる。腎臓でのグルコースの再吸収が不十分なのが原因とされる。

キーワード

グルコース
ブドウ糖のこと。単糖類。人体にとってもっとも基本的なエネルギー源である。

多尿、口渇、多飲
糖尿病の特徴的な症状。尿糖が陽性になっている＝血糖値が高いことが推察される。口渇と多飲は、「水を飲んだコップを置いた瞬間にまた飲みたくなる」ほど激しい。

高血糖だと尿糖が陽性になる

グルコースは原尿に出るがほとんどが再吸収される。しかし血糖値が一定のレベル
（180mg/dℓ程度）を超えると、再吸収しきれず尿に出る。糖尿病は血糖値が高すぎる
状態がつづく病気で、尿糖の陽性で発見されることも多い。

食事と血糖値の変化

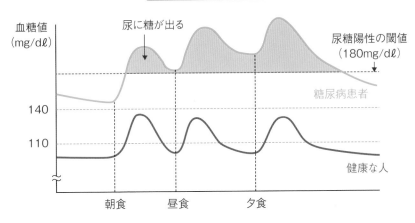

多尿、口渇、多飲は糖尿病のサイン

グルコースが尿に出ると尿の浸透圧が高くなって水が尿に引っ張られて多尿になる。大量
に尿が出るため体内の水分が足りなくなってのどが渇き（口渇）、大量に水を飲む（多飲）
のを繰り返す。

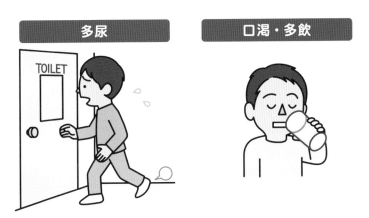

ケトン体

- ケトン体とは脂肪を代謝するときに生じる代謝産物
- グルコースを利用できないと増加し、尿にも出てくる
- 尿中ケトン体の陽性は、重症の糖尿病や飢餓状態を示唆する

糖や脂肪の代謝に問題が起きると増えるケトン体

ケトン体とは脂肪を代謝する途中でできる物質です。通常、体内でできたケトン体はさらに代謝されてエネルギー源として消費され、尿に出てくることはありませんが、糖や脂肪の代謝に問題が起こると血中のケトン体が増え、尿にも出てくるようになります。採取した尿に試験紙をつけて調べる検査でケトン体は陰性（−）が正常で、陽性の場合は体内の代謝に異常が起きていることが疑われます。

通常人体はグルコースを主なエネルギー源として利用していますが、脂肪も重要なエネルギー源です。グルコースも脂肪もバランスよく利用されている間はよいのですが、何かの理由でグルコースが利用できない状況になると、脂肪を中心に使わざるを得なくなり、その結果、脂肪の代謝産物であるケトン体が増えてしまうのです。

重症の糖尿病や飢餓状態が疑われる

グルコースが利用できない状況には、食べ物が摂取できず極端な飢餓状態におかれたときや重症の糖尿病などがあります。糖尿病は、血糖値を下げる作用があるインスリンの分泌や作用が低下する病気です。

インスリンは、全身の細胞に血中グルコースの取り込みと利用を促すことで血糖値を下げますが、このはたらきが低下すると細胞がグルコースを利用できなくなり、代わりに脂肪を使うようになります（右図参照）。その結果、酸性のケトン体が増えて血液がアシドーシスとなり、ひどい場合は昏睡状態に陥ってしまいます。

試験に出る語句

ケトン体
脂肪を代謝するときにできる代謝産物。アセト酢酸とそれを代謝してできる3-ヒドロキシ酪酸とアセトンの総称。酸性の物質。

糖尿病
インスリンの分泌低下または作用の低下によって血糖値が高い状態がつづく病気。

インスリン
膵臓のランゲルハンス島から分泌されるホルモンで、血糖値を下げる作用がある。

メモ

アシドーシス、ケトアシドーシス
血液のpHを下げる作用やその状態をアシドーシスといい、強い酸性物質であるケトン体によって生じるアシドーシスをケトアシドーシスという。重症の糖尿病や飢餓状態のときに起きることがある。

ケトン体とは何か

ケトン体とは、脂肪が代謝される途中でできる物質で、アセト酪酸とそれが代謝してできる 3- ヒドロキシ酪酸、アセトンのこと。中性脂肪は脂肪酸とグリセリンに分解され、脂肪酸は代謝されてアセチル CoA となる。アセチル CoA はクエン酸回路で代謝されるが、糖が足りないとクエン酸回路がうまく回転できず、余ったアセチル CoA が肝臓でケトン体に変えられる。ケトン体はまたアセチル CoA に変換されてクエン酸回路で代謝されるが、多すぎると血中や尿中に出る。

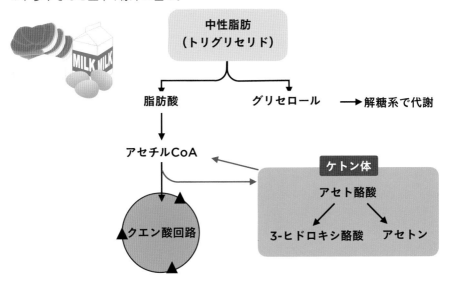

糖尿病性ケトアシドーシス

重症の糖尿病でグルコースが利用できず血中にケトン体が増えた状態。尿にケトン体が出て、揮発性のアセトンが呼気から出て息が甘酸っぱい匂いになる。吐き気や腹痛が起き、ひどい場合は昏睡に陥る。

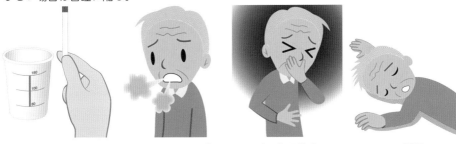

ケトン体陽性　　　呼気のアセトン臭　　　吐き気や腹痛　　　昏睡

113

ビリルビン、ウロビリノーゲン

ポイント
● ビリルビンはヘモグロビンの代謝産物で、通常は尿には出ない
● ウロビリノーゲンはビリルビンの代謝産物で、尿に少量出る
● 肝障害や胆道の閉塞で、尿検査の結果に異常が出る

いずれもヘモグロビンの代謝産物

　ビリルビンとウロビリノーゲンは、赤血球の中にある赤い色素のヘモグロビンの代謝産物で、尿に黄色い色をつけるウロビリンのもとになる物質でもあります。

　ヘモグロビンの代謝は100ページでも解説していますが、もう少し詳しく解説しましょう。赤血球は約120日で寿命を迎え、脾臓で壊されます。中のヘモグロビンは代謝されて間接ビリルビンになり、血液に乗って肝臓に運ばれ、さらに代謝されて直接ビリルビン（抱合型ビリルビン）になります。直接ビリルビンは胆汁酸とともに胆汁になり、肝臓から胆嚢へ、そして総胆管を通って十二指腸に注ぎ込まれ、そこに流れてくる脂肪の消化を助けます。

　胆汁として十二指腸に出たビリルビンは、腸を流れる間に腸内細菌によって代謝されてウロビリノーゲンになります。ウロビリノーゲンは大半がそのまま便に混じって排泄されますが、一部が血中に吸収されて肝臓に戻り、再び胆汁になったり、腎臓で尿として捨てられたりしています。

ウロビリノーゲンは尿検査で弱陽性が正常

　したがって、ウロビリノーゲンは正常でも尿に少量含まれます。採取した尿に試験紙をつけて調べる検査でウロビリノーゲンは弱陽性（±）が正常です。陽性になる場合は肝障害や溶血が、陰性の場合は胆道閉塞が疑われます。ビリルビンは通常は尿に出てこないので、試験紙の検査では陰性（−）が正常です。陽性になる場合は肝障害や胆道の閉塞が疑われます（メモ参照）。

試験に出る語句

ビリルビン
ヘモグロビンが代謝されて間接ビリルビンとなり、さらに代謝されて直接ビリルビンになり、胆汁の成分となって十二指腸に注ぐ。間接ビリルビンは水に溶けないので、尿には出ない。

ウロビリノーゲン
ヘモグロビンの代謝産物のビリルビンが胆汁となって腸管に入り、そこで腸内細菌によって分解されてウロビリノーゲンになる。腸で一部が吸収され、再び胆汁になるか、腎臓で尿として捨てられる。

メモ

胆道閉塞とビリルビン、ウロビリノーゲン
胆道が閉塞すると胆汁として出ていけないビリルビンが血中に逆流し、尿にも出て検査で（＋）となる。ウロビリノーゲンはビリルビンが腸に流れないためつくられず、尿検査で（−）となる。

胆道が閉塞した場合

直接ビリルビンが十二指腸に出られず血中に流れ、腎臓から排泄される。腸に直接ビリルビンが出ないためウロビリノーゲンはできず、尿にも排泄されない。

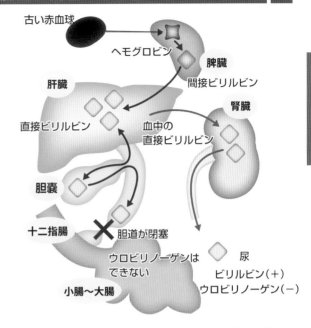

溶血が起きた場合

赤血球がたくさん壊れてヘモグロビンが増加、間接ビリルビン・直接ビリルビンも増加し、腸でのウロビリノーゲンの生成も増加。血中のビリルビン・ウロビリノーゲンも増加し、尿のビリルビンとウロビリノーゲンが陽性になる。間接ビリルビンは水に溶けないので、尿には出ない。

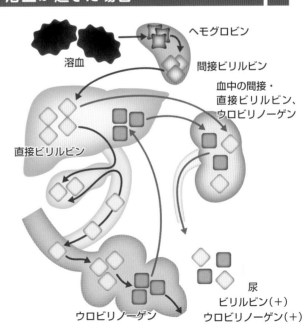

115

血尿

 ポイント
● 尿に赤血球が混じっているものを血尿という
● 肉眼的血尿と顕微鏡的血尿がある
● 糸球体の病変や腎臓の炎症やがん、結石などが原因

見た目でわかる血尿とわからない血尿

　尿に赤血球が混じっているのが血尿で、見た目でそれと
わかるものを肉眼的血尿といいます。尿1ℓに1mℓ以上
の血液が混じると肉眼でもわかるほどの色になります。一
方、見た目では異常がないように見えても、尿を遠心分離
機にかけて顕微鏡で調べると（尿沈渣、P.104参照）赤血球
が確認できるものを顕微鏡的血尿といいます。

　血尿は、糸球体の血管が傷んで赤血球が漏れ出てしまう
糸球体疾患や、尿細管や間質の炎症、腎細胞がんや腎梗塞、
尿管結石、膀胱炎、膀胱がんなどで生じます。また血小板
減少性紫斑病などの血液の病気でも血尿が出ることがあり
ます。腎静脈が腹部大動脈と上腸間膜動脈に挟まれ圧迫さ
れることで血尿が出ることがあり（P.19参照）、これをく
るみ割り現象といいます。

尿潜血検査で陽性なら詳しい検査が必要

　採取した尿に試験紙をつけて調べる尿潜血という検査が
あります。これは赤血球の中のヘモグロビンを検出するも
ので、血管内で溶血が起きて出てきたヘモグロビンや筋
肉から出たミオグロビンなどにも反応して陽性を示しま
す。また尿に膿や細菌、精液などが混入した場合も陽性を
示すことがある（偽陽性）ため、尿潜血で陽性だった場合
は、尿沈渣などの検査で血尿かどうかを調べる必要があり
ます。逆に、ビタミンCやある種の薬物を摂取したときや、
高比重の尿だった場合などには、赤血球が混じっているの
に陰性を示すことがあります（偽陰性）。

 試験に出る語句

肉眼的血尿
見た目でわかる血尿。尿が赤くなる。尿1ℓに1mℓの血液が混じれば肉眼でわかる。

顕微鏡的血尿
出た尿を肉眼で見てもわからないが、遠心分離機にかけて顕微鏡で調べると（尿沈渣）赤血球が確認できるもの。

尿潜血検査
尿に試験紙をつけて血尿の可能性を調べる検査。ヘモグロビンと反応するので、溶血や、ヘモグロビンに似た物質のミオグロビンなどにも反応する。

 キーワード

ミオグロビン
筋肉内にあって酸素を運ぶはたらきをする物質。構造がヘモグロビンに似ている。

偽陽性、偽陰性
本当は陰性なのに陽性の判定が出たものを偽陽性、本当は陽性なのに陰性の判定が出たものを偽陰性という。

顕微鏡で見てわかる血尿もある

血尿は尿に赤血球が混じっているもののこと。肉眼でわかるものもあるが、尿沈渣でわかるものもある。尿沈渣では変形した赤血球や円柱を形成したものもよくみられる。1視野（400倍）に5個以上赤血球がある場合を血尿とする。

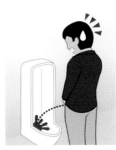

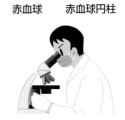

赤血球　　赤血球円柱

肉眼的血尿　　　　　顕微鏡的血尿

血尿が出る主な病気

血尿が出る病気には、糸球体の血管が傷む糸球体疾患、腎臓や尿路の炎症、感染、がんなどがある。血液凝固に異常が出る病気や外傷なども原因となる。いずれにしても、血尿は重大な病気のサインであることが多い。

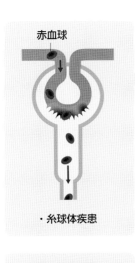

赤血球

・糸球体疾患

・尿管間質性腎炎
・腎盂腎炎
・腎細胞がん
・腎梗塞

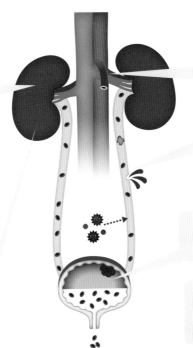

・くるみ割り現象

・尿管結石
・感染、外傷

・膀胱がん
・膀胱炎

（その他）
・血液の病気
・遊走腎　　など

117

膿尿、細菌尿

● 尿に白血球がたくさん混じると白く濁った膿尿になる
● 膿尿の場合、尿沈渣で細菌の混入が認められることもある
● 細菌尿が疑われる場合、尿を培養、染色して細菌を特定する

尿に白血球が混じると白く濁って見える

　尿に膿が混じっているものを膿尿、細菌が混じっている
ものを細菌尿といいます。膿の実態は白血球で、その多く
は好中球です。混じっている白血球が多くなると尿は濁っ
て見えます。白血球の混入は、採取した尿に試験紙をつけ
て調べる検査でもチェックできますが、より詳しいことは
尿沈渣で調べることになります。尿沈渣の検査で1視野
（400倍）に5個以上の白血球があった場合に膿尿と判断さ
れます。また膿尿では多くの場合、細菌もいっしょに混じ
っているのがわかります。

　膿尿は、尿路感染症、尿管結石、尿細管間質性腎炎など
で起こります。また細菌ではない微生物の感染が原因の場
合があり、これを無菌性膿尿といいます。

尿路感染症などの原因菌を特定する

　正常より多くの細菌が尿に混じっているものを細菌尿と
いいます。膿尿のチェックで白血球の増加や細菌の混入を
確認したり、発熱など尿路感染が疑われる症状がある場合、
細菌尿の検査をします。検査では、採取した尿を培養した
り、尿に含まれている細胞を染色したりして、どんな細菌
がどのくらい混入しているのかを特定します。

　自分で採取した中間尿を使って検査をする場合、採尿時
に周囲から細菌が混入している可能性があるため、それを
考慮に入れて評価します。看護師などが清潔な操作で尿道
にカテーテルを入れて採取したカテーテル尿を使って検査
したほうが、より正確な評価ができます。

膿尿
尿に白血球がたくさん混じっているもの。白血球が多いと肉眼でも濁っているのがわかる。試験紙でスクリーニングし、尿沈渣で詳しく調べる。

細菌尿
尿に正常より多くの細菌が混じっているもの。尿を培養、染色して細菌を特定する。

培養
細菌などを培地などで増やし育てること。細菌の培養には、寒天に血液を混ぜた培地に検体を塗って培養する方法などがある。

染色
微生物や細胞、組織などに特殊な処理をして色をつけ、観察しやすくしたり、染まり方などから何であるかを特定したりする方法。

カテーテル尿
カテーテルを尿道に入れて膀胱の中の尿を採取する。採尿時にまわりから細菌が混入しないように清潔な操作で行う。

膿尿の検査

尿に白血球が混じっているものを膿尿という。白血球が多くなると尿が白く濁ることがある。試験紙でチェックして異常があった場合などは尿沈渣を行う。尿路感染の場合、白血球は好中球が多く、細菌が観察できることも多い。

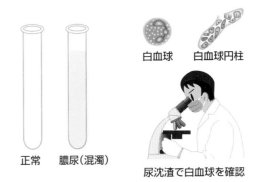

白血球　白血球円柱

正常　　膿尿（混濁）

尿沈渣で白血球を確認

尿の培養検査

尿沈渣で細菌が確認できた場合や尿路感染症の症状がある場合などに、尿を培養して細菌を特定する。採尿時にできるだけ細菌が混入しないように注意する。

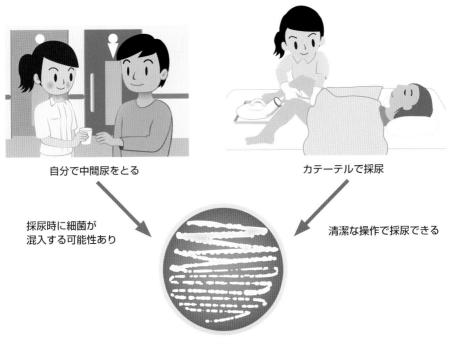

自分で中間尿をとる

カテーテルで採尿

採尿時に細菌が混入する可能性あり

清潔な操作で採尿できる

培養検査

119

妊娠検査

ポイント
- スティック状の検査薬に尿をかけるだけで妊娠が判定できる
- 妊娠すると胎盤から出て尿にも排泄されるhCGを検出する
- 月経予定日から1週間後以降が検査のタイミング

胎盤から出るhCGを免疫のしくみで検出する

尿は妊娠の診断にも利用されます。市販の妊娠検査薬はスティック状で、吸収体に尿をかけて1分程度待つだけで結果が出るようになっています。

妊娠検査薬はhCG（ヒト絨毛性ゴナドトロピン）というホルモンがあるかどうかを調べるものです。hCGは、妊娠すると子宮の中に形成される胎盤から分泌されるホルモンです。つまりhCGが検出されれば妊娠しているということになります。そしてhCGは血中に出てくるだけでなく尿にも排泄されるので、尿で検査ができるのです。

妊娠検査薬は免疫のしくみを利用しています。検査薬の吸収体の特定の場所にhCGに対する抗体が仕込まれていて、hCGがあると抗原抗体反応が起きてhCGと抗体が結合し、「陽性」の線が現れるようになっています。妊娠しておらず尿にhCGが含まれていなければ、抗原抗体反応が起きず、「陽性」の線は現れません。

妊娠検査薬で陽性だったら必ず医師の診断を

hCGは妊娠すると少しずつ分泌が始まりますが、はじめは量が少ないので妊娠検査薬では判定できない可能性があります。一般的に、月経が来るはずの日から1週間くらいしてから検査するのがよいとされています。

また妊娠検査薬で陽性と判定されても、子宮外妊娠などの異常がある場合もあるので、胎児の心音が確実に確認できる妊娠5〜6週（月経が来るはずの日から1〜2週間後）に産科を受診して医師の診断を受けましょう。

試験に出る語句

妊娠検査薬
妊娠すると胎盤から分泌され、尿にも排泄されるhCG（ヒト絨毛性ゴナドトロピン）を検出する。免疫反応を利用している。

hCG
ヒト絨毛性ゴナドトロピン。妊娠すると子宮の中に胎盤が形成される。hCGはその胎盤になる絨毛という組織から出る糖たんぱく質のホルモン。妊娠を維持するはたらきがある。

キーワード

抗原抗体反応
抗原と抗体の特異的結合によって起こる現象のこと。免疫反応ともいう（P.156参照）。

メモ

妊娠週数の数え方
妊娠週数は満で数える。月経周期は便宜上28日とし、前の月経の開始日を0週0日とする。次の月経予定日は4週0日となる。排卵と受精は2週後。「○週目」とは言わない。

妊娠検査薬

吸収体に尿をかけて1分ほど置いておくだけで妊娠の可能性が判定できる。免疫反応を利用して、妊娠すると胎盤から分泌されるhCGが含まれていると陽性のラインが出るようになっている。

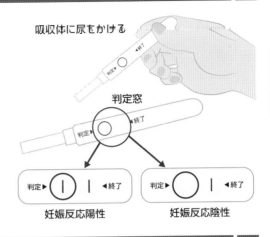

吸収体に尿をかける

判定窓

判定▶ ⬤ ◀終了

妊娠反応陽性　　　　　妊娠反応陰性

妊娠検査薬使用と受診の時期

妊娠検査薬は月経が来る予定の1週間後かそれ以降に行うようすすめられている。それ以前だとhCGの量が少なく判定できないことがある。妊娠検査薬で陽性を確認したら、必ず医師の診断を受けることが大切。

月経予定日

SUN	MON	TUE	WED	THU	FRI	SAT
26	27	28	1	2	3	4
5	6	7	8	9	10	11
12	13	14	15	16	17	18
19	20	21	22	23	24	25
26	27	28	29	30	31	

判定が出ない可能性がある

判定可能
＝
受診もOK

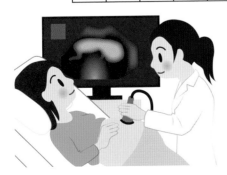

産科受診は胎児の心拍が
確認できる妊娠5～6週頃がよい。

121

三大激痛にランクインする腎・泌尿器系の病気

　世の中にはさまざまな「三大○○」があります。世界三大珍味（トリュフ、フォアグラ、キャビア）、世界三大瀑布（ナイアガラ、イグアス、ヴィクトリア）、世界三大夜景（香港、ナポリ、函館）などが有名です。そして病気にも「三大○○」があります。たとえば「三大激痛」。諸説あり、組み合わせが違う「三大」がありますが、よく耳にするのは「尿管結石、心筋梗塞、群発頭痛」の組み合わせ。ほかに「尿管結石、群発頭痛、痛風発作」「尿管結石、胆石、膵炎」などの組み合わせもあるようです。腎・泌尿器に関係する病気としては、どの組み合わせにも必ず入っている尿管結石（P.176参照）と、痛風腎（P.166参照）を引き起こすことがある痛風発作も上位にランクインしています。

　尿管結石が痛いという事実に異を唱える人はいないでしょう。尿の成分が結晶化し、ある程度の大きさの石になったものが尿管の途中にひっかかって痛みが生じるわけですが、その石は河原の石のように角が取れて丸くなった石ではありません。成分によって多少異なりますが、表面はゴツゴツでトゲトゲ。見るからに痛そうな形をしているのです。インターネットで画像検索をすればさまざまな石の形を見ることができます。尿管結石を経験した人は「二度とあんな痛い目にあいたくない」と言いますが、再発しやすいのもこの病気の特徴。医師の指導のもとで生活習慣を変えないと、また同じことが起こってしまう可能性があります。

　一方、痛風は食べ物に含まれるプリン体の代謝で生じる尿酸が排泄しきれず、からだのあちこちにたまって炎症を起こす病気。なぜか足の親指の付け根に起こることが多く、ひどい場合は赤く腫れ上がり、痛みで歩けなくなってしまいます。「風が吹いただけでも痛い」というのが病名の由来というほどですから、三大激痛に入るのもうなずけます。プリン体は高価な食材に多いことから、痛風はかつて「贅沢病」と呼ばれていましたが、最近では遺伝子による体質の影響が大きいことがわかっています。

第5章

腎・泌尿器に起こる症状

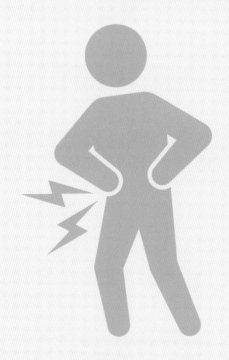

多尿

● 成人で1日の尿量が2500mℓ以上の場合を多尿という
● 尿の浸透圧が低いものを水利尿、高いものを溶質利尿という
● 溶質利尿はナトリウム利尿と浸透圧利尿に分けられる

多尿は水利尿と溶質利尿に分けられる

　成人の場合、1日の尿量が2500mℓ以上（子どもはおおよそ2000mℓ以上）の場合を多尿といいます。また夜間の尿量が特に多くなるものを夜間多尿といいます。

　多尿は、尿をつくる過程で水の再吸収が阻害されることで生じ、尿の浸透圧が低いものを水利尿、高いものを溶質利尿といいます。水利尿では水だけが通常より増えていて、溶質利尿ではナトリウムイオンなど水に溶けている物質も増えています。

バゾプレシンの異常や腎臓の異常、糖尿病など

　水利尿は、ストレスなどで口が渇いて大量の水を飲む心因性多飲症やアルコールの摂取など腎臓の機能に特に異常がないものと、バゾプレシン（P.90参照）のはたらきが低下して起こる尿崩症に分けられます。さらに尿崩症には、バゾプレシンの分泌が減る中枢性尿崩症と、分泌は正常でも反応性が低下している腎性尿崩症があります。バゾプレシン等の異常がないものなら、水分の摂取量を制限すれば尿量も正常範囲に落ち着きます。

　溶質利尿は、尿に溶質が多く含まれることで水が尿のほうに引っ張られ、再吸収されにくくなることで起こる多尿です。そして溶質利尿は、ナトリウムイオンの再吸収が阻害されて尿中に増加するナトリウム利尿と、尿にグルコースなど浸透圧を上げる物質が増えてしまう浸透圧利尿に分けられます。ナトリウム利尿は腎不全などで、浸透圧利尿はコントロールが悪い糖尿病などで起こります。

試験に出る語句

多尿
1日の尿量が成人の場合2500mℓ以上になったもの。子どもの場合はおおよそ2000mℓ以上をいう。

水利尿
尿に水の成分が増えたもの。水の飲みすぎなど異常ではないものや、バゾプレシンの分泌や作用の低下による尿崩症が要因。

溶質利尿
尿にナトリウムやグルコースなどの溶質が増えて起こる利尿。尿のほうに水が引っ張られて尿量が増える。ナトリウム利尿と浸透圧利尿に分けられる。

キーワード

1日の尿量
成人では800～1500mℓ/日ほどが正常とされる。

多尿とその原因

1日の尿量が2500mℓ以上になったものを多尿という。多尿には、水が多く出る水利尿と、ナトリウムなどの溶質が多くなる溶質利尿がある。両者は浸透圧をはかることで分類できる。

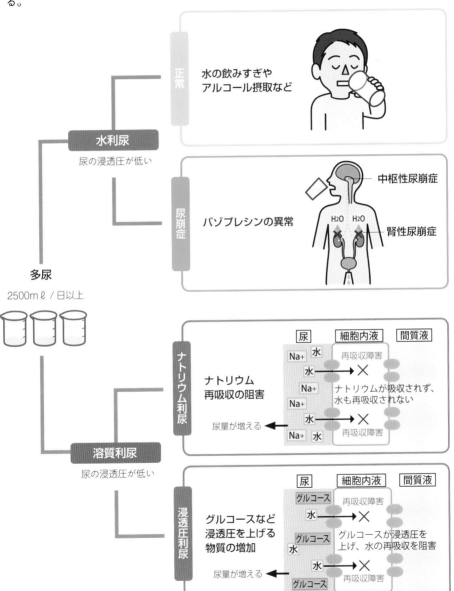

腎・泌尿器に
起こる症状

乏尿、無尿

ポイント
- 1日の尿量が400mℓ以下を乏尿、100mℓ以下を無尿という
- 乏尿・無尿は腎前性、腎性、腎後性に分けられる
- 原因は急性腎障害、脱水、腎炎、薬物、結石、がんなど

極端に尿が少ない乏尿、ほぼ尿が出ない無尿

1日の尿量が400mℓ以下になったものを乏尿といいます。さらに100mℓ以下になると無尿といいます。1日の尿量が400mℓ以下になってしまうと、体内でできた老廃物や不要な電解質などを捨てられず、ホメオスタシスが維持できなくなってしまいます。また尿は膀胱にあるのに排泄できない状態は尿閉（P.130参照）といい、乏尿・無尿とは違います。

乏尿・無尿は、腎臓への血流量の低下による腎前性、腎臓自体の障害による腎性、尿管や膀胱といった尿路の閉塞による腎後性に分けることができます。腎後性のものは尿閉と似ていますが、腎後性乏尿・無尿は膀胱より前の腎盂や尿管の閉塞で膀胱に尿がたまってこないもので、尿閉とは区別されます。

急性腎障害なら命の危険がともなうことも

急に乏尿・無尿の状態になった場合、急性腎障害の可能性が高く、急激に全身状態が悪くなって死亡することもあることから、迅速な対応が必要です。急性腎障害については150ページで詳しく解説しています。

腎前性のものは、心不全や外傷等による大出血、重症の熱傷、脱水、感染症にともなう敗血症、アナフィラキシーショックなども原因になります。腎性のものはネフローゼ症候群、ループス腎炎、薬物によるものなどがあります。腎後性のものは尿路結石、骨盤内臓器のがんの浸潤やリンパ節転移なども疑われます。

 試験に出る語句

乏尿
1日の尿量が400mℓ以下のもの。

無尿
1日の尿量が100mℓ以下のもの。

腎前性、腎性、腎後性
腎臓の機能に問題があることを腎性といい、それ以前の血流などの問題によるものを腎前性、腎臓のあとの尿路に問題があるものを腎後性という。

 キーワード

尿閉
膀胱に尿がたまっているのに出ないこと。無尿とは区別される。

アナフィラキシーショック
食物アレルギーや感染などで強いアレルギー反応が起き、血圧の低下、気道閉塞、意識障害などのショック症状が起きたもの。

乏尿と無尿

1日の尿量が400mℓ以下になったものを乏尿、100mℓ以下になったものを無尿という。400mℓ以下になると体内でできた老廃物などを排泄できず、ホメオスタシスが維持できなくなる。

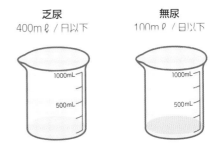

乏尿
400mℓ / 日以下

無尿
100mℓ / 日以下

乏尿と無尿の原因による分類

乏尿や無尿は、腎臓に血液を送る血管の血流の低下などによる腎前性、腎臓自体の障害による腎性、腎盂や尿管の問題による腎後性に分けられる。

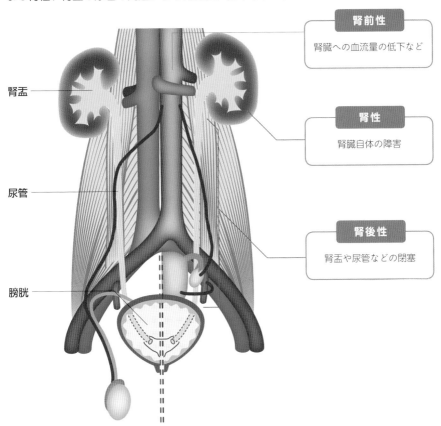

腎前性
腎臓への血流量の低下など

腎性
腎臓自体の障害

腎後性
腎盂や尿管などの閉塞

腎盂

尿管

膀胱

頻尿、夜間頻尿

ポイント
- 1日の排尿回数が8回以上の場合を頻尿という
- 過活動膀胱、膀胱炎、多尿、結石などが原因で心因性もある
- 就寝中1回以上排尿に起きるのは夜間頻尿という

排尿回数が8回以上だったら頻尿

　1日の排尿回数が多すぎる、頻繁にトイレに行きたくなるものを頻尿といいます。1日の排尿回数の平均は6回程度で、これが8回以上の場合に頻尿とされます。ただし排尿回数には個人差があり、日によっても変わるので、排尿回数が多くても腎臓や泌尿器に異常がなく本人が困っていなければ、特に問題にする必要はありません。一方で、すぐにトイレに行きたくなって外出もできない、排尿時の痛みや残尿感等の症状をともなうなど、問題を抱えている場合は医師の診察を受ける必要があります。

　頻尿の原因は、過活動膀胱、膀胱炎や尿道炎などの尿路感染、結石、多尿（P.124参照）、薬物の影響、水分の飲みすぎなどです。また腎臓にも泌尿器にも異常がなく、尿量も普通なのに、トイレが気になって頻繁に行ってしまう心因性頻尿も珍しくありません。

夜中に1回でもトイレに起きるなら夜間頻尿

　夜中に排尿のために1回でも起きることがある場合を夜間頻尿といいます。睡眠が妨げられ、生活の質が低下する困った症状です。年齢とともに夜間頻尿になる人は増えますが、多くは夜間の尿量が多くなるか（夜間多尿）、膀胱が十分な量の尿をためられなくなる加齢現象です。寝る前の水分のとりすぎが原因なら量を控える程度でよいかもしれませんが、糖尿病、うっ血性心不全、高血圧、腎障害、睡眠時無呼吸症候群、前立腺肥大症、膀胱炎などが原因のこともあるため、軽視してはいけません。

 試験に出る語句

頻尿
頻繁に排尿する、何度もトイレに行きたくなる状態。1日の排尿回数が8回以上とされるが、排尿回数には個人差があり、総合的に判断される。

夜間頻尿
夜中に1回以上トイレに起きること。睡眠が妨げられて生活の質が落ちる。加齢だけでなく、糖尿病、うっ血性心不全などの重い病気の症状である場合がある。

 キーワード

うっ血性心不全
心臓のポンプの機能が低下して、全身に十分な血液を循環させられなくなる病気。肺や全身に血液が停滞する。その状態をうっ血という。夜、臥床すると下半身からの血液の戻りがよくなり、腎臓への血流が増えて尿の生成も増え、夜間多尿になることがある。

頻尿

1日の排尿回数が8回以上を頻尿という。ただし、8回以上でも腎臓や泌尿器、ほかの臓器に異常がなく、本人が困っていなければ問題にならない場合もある。過活動膀胱、膀胱炎、多尿、結石などが原因になっている場合がある。

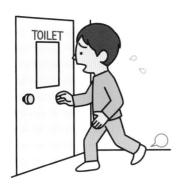

頻繁にトイレに行く
（1日の排尿回数が8回以上）

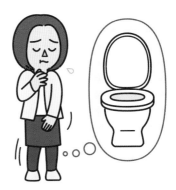

すぐにトイレに行きたくなる

夜間頻尿

夜中に1回以上トイレに起きること。加齢だけでなく、うっ血性心不全や腎障害、糖尿病、睡眠時無呼吸症候群などの重大な病気が原因のこともある。

（重大な病気が原因かも…）

うっ血性心不全　　　　睡眠時無呼吸症候群

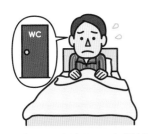

夜中に1回以上トイレに起きる

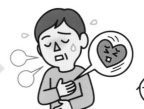

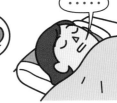

腎障害

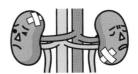

腎・泌尿器に
起こる症状

希尿、尿閉

ポイント
- 1日の排尿回数が1～2回になったものを希尿という
- 膀胱にたまった尿が出ないものを尿閉という
- 尿閉は急性と慢性があり、慢性は腹痛などの症状が出にくい

1日1～2回しかトイレに行かないのは…

1日の排尿回数が極端に少なく、1日1～2回になったことを希尿（稀尿という記載もある）といいます。頻尿のページでも解説したように、排尿回数には個人差や日差などがあるので、排尿回数が少なくても1日に出すべき尿量が出ていて、腎臓や泌尿器に異常がなく、血圧や自覚症状に異常がないという場合もあります。

とはいうものの、極端に水分の摂取が少ないわけではなく、食事も普通にしているのに1日に1～2回しか排尿がないのは、やはり少なすぎると考えられます。希尿の状態で、手足や顔のむくみ、全身倦怠感、吐き気、呼吸困難などの症状がある場合は、体内に水や捨てるべき老廃物がたまってしまっている可能性があり、できるだけ早く医師の診察を受ける必要があります。

膀胱にたまった尿が出ない

膀胱に尿があるのに出ない状態を尿閉といいます。まったく出ないものを完全尿閉、チョロチョロとわずかに出るものを不完全尿閉といいます。また急に出なくなる急性尿閉と徐々に進む慢性尿閉に分けられます。急性尿閉は膀胱内にあった結石がつまったり、ある種の薬物の影響で膀胱からの排尿力が低下するなどで起こり、強い尿意と下腹部痛をともないます。慢性尿閉は前立腺肥大症や尿路のがん、神経因性膀胱などが原因で、強い尿意や腹痛はあまりありません。放置すると尿がせき止められて腎盂がひろがってしまい、水腎症と呼ばれる状態になることがあります。

試験に出る語句

希尿
1日の排尿回数が1～2回になったもの。むくみや全身倦怠感、高血圧などがある場合は医師の診察が必要。

尿閉
膀胱にある尿が出ないこと。まったく出ないものを完全尿閉、わずかに出るものを不完全尿閉という。急性尿閉は結石などの嵌頓など、慢性尿閉は前立腺肥大やがんなどが原因。

キーワード

水腎症
尿閉や尿管結石などで尿路がつまり、流れていかずにたまった尿で腎盂や腎杯が拡張した状態。そのままにしているとやがて腎機能が低下していく。

希尿とそれにともなう症状

希尿は1日の排尿回数が1～2回のもの。水分は普通にとっているのに尿量が少ないときや、むくみや全身倦怠感などの症状がある場合は、水や老廃物など腎臓で捨てるべきものが捨てられていない可能性がある。

（こんな症状をともなうときは要注意）

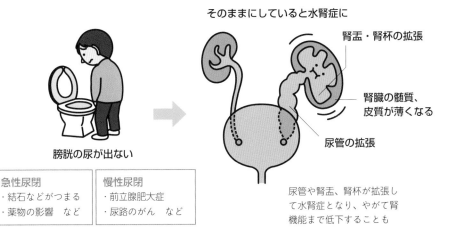

行ったっけ？

WC

1日の排尿回数が1～2回

むくみ

息苦しい

全身倦怠感

尿閉

尿閉とは膀胱に尿があるのに出ないこと。急性尿閉では強い尿意や腹痛をともなう。じわじわ進む慢性尿閉ではあまり強い症状が現れない傾向がある。

そのままにしていると水腎症に

腎盂・腎杯の拡張

腎臓の髄質、
皮質が薄くなる

尿管の拡張

膀胱の尿が出ない

急性尿閉	慢性尿閉
・結石などがつまる	・前立腺肥大症
・薬物の影響　など	・尿路のがん　など

尿管や腎盂、腎杯が拡張して水腎症となり、やがて腎機能まで低下することも

131

さまざまな排尿障害

ポイント
● 排尿にまつわる問題を排尿障害という
● いくつかの問題が合併していることが多い
● 加齢だけでなく、炎症やがん、神経障害など原因はさまざま

チョロチョロ、途切れる、キレが悪い…

尿の出始めから終わりまで、またはその直後までのところに問題があることを排尿障害といいます。たとえば、トイレで排尿しようとしているのになかなか出始めない遷延性排尿や、出始めたものの終わるまで時間がかかる萎延性排尿といった症状があります。

尿に勢いがなくチョロチョロ出るのは尿勢低下、尿が途中で途切れ途切れになるのは尿線途絶といいます。これらの症状がある人は、いきんで排尿する（腹圧排尿）ことがあります。最後のところで勢いをなくしてポタポタと垂れてしまい、いわゆるキレが悪い終わりになることを終末尿滴下（排尿終末滴下）といいます。

また、トイレを出た直後にチョロッと漏れる排尿後尿滴下といった症状もあります。排尿したのに尿が残っている感じがする残尿感もよくある症状です。

加齢だけじゃない排尿障害の原因

排尿時の症状は排出症状、排尿後のものは排尿後症状といわれます。多くの場合、複数の症状が合併しています。原因はさまざまで、加齢、膀胱や尿道の炎症やがん、結石などが疑われます。また男性では前立腺肥大などの前立腺の問題が、女性では子宮筋腫や骨盤臓器脱（子宮などの骨盤の臓器が下方に出てきてしまう）などが考えられます。また排尿に関わる中枢・末梢神経の問題で生じる神経因性膀胱もさまざまな排尿障害を起こします。糖尿病による末梢神経障害で起こる弛緩性膀胱は有名です。

試験に出る語句

排尿障害
尿の出始めから終わりまで、またはその直後までの間に何らかの問題があるもの。

排出症状
尿が出始めてから終わるまでにともなう症状。

排尿後症状
終わったはずなのに漏れる、残尿感があるといった排尿直後に生じる問題。

 メモ

萎延性排尿
萎延性排尿の「萎」は見慣れない字であるが、「のびのびになるさま」という意味がある。

排尿障害

排尿するとき、またはその直後に生じる何らかの問題を排尿障害という。加齢や腎・泌尿器の病気のほか、神経障害、糖尿病や心臓疾患などが原因のこともある。生活の質が著しく低下することがあるので、放置せず、適切な治療を受けることが大切である。

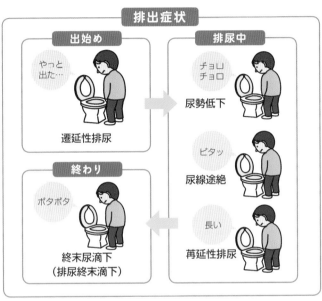

排出症状

出始め

やっと出た…

遷延性排尿

終わり

ポタポタ

終末尿滴下
（排尿終末滴下）

排尿中

チョU
チョロ

尿勢低下

ピタッ

尿線途絶

長い

苒延性排尿

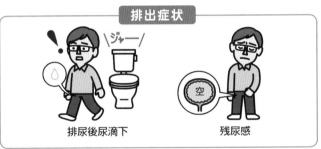

排出症状

排尿後尿滴下

残尿感

ドーピングの検査でおしっこが出ない！

ドーピングの検査では同性の検査員の監視のもとで採尿しなければなりません。これは確実にそのときの本人の尿で検査をするため。しかし、見られているとしたくても出ないということがよくあります。緊張で自律神経が乱れ、うまく排尿できないのです。検査に慣れ、いとも簡単に採尿できるのも一流アスリートの証なのかもしれませんね。

腎・泌尿器に
起こる症状

尿意をがまんできない、尿失禁

ポイント
● 急に強い尿意が起きてがまんできないことを尿意切迫という
● 尿意切迫と頻尿、切迫性尿失禁があると過活動膀胱の可能性
● 尿失禁には腹圧性、溢流性、反射性などのタイプがある

強い尿意でがまんできない尿意切迫

　尿意が起きても、電車が駅に着くまで、または近くの商業施設のトイレまでならがまんできるのが普通です。でも、急に強い尿意が起きてがまんができず、慌ててトイレを探したり、人と話をしている途中でも中座してトイレに走ったりする、そんな症状を尿意切迫といいます。

　多くの場合、頻尿や、がまんできずに漏らしてしまう切迫性尿失禁をともないます。そしてこれらの症状がみられるものを過活動膀胱といいます。中高年者、肥満、女性に多い傾向がありますが、男性にも起こります。

　脳血管疾患や脊髄損傷などで排尿をコントロールする神経に問題が生じて起きるものと、加齢や骨盤臓器脱、前立腺肥大症など神経以外の問題で起きるものがあります。

意思とは関係なく尿が漏れる尿失禁

　排尿するつもりがないのに尿が漏れてしまうものを尿失禁といいます。前述の尿意切迫にともなう切迫性尿失禁もその1つです。咳をしたり重いものを持ち上げたりして腹圧がかかったときに漏れてしまう腹圧性尿失禁は、妊娠時や肥満の人、高齢者によくみられます。尿道が狭まっていて常に残尿がある状態がつづき、残尿が増えることで無意識に漏れ出す溢流性尿失禁や、排尿をコントロールする神経の中枢と末梢との間の連絡のトラブルで反射的に漏れてしまう反射性尿失禁などのタイプがあります。

　尿意切迫や尿失禁は生活の質を著しく低下させるので、恥ずかしがらずに早めに専門医の診察を受けましょう。

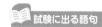
試験に出る語句

尿意切迫
急に強い尿意が起きてがまんできないこと。頻尿や切迫性尿失禁をともなうことも多い。

過活動膀胱
尿意切迫に、頻尿や切迫性尿失禁をともなうもの。排尿をコントロールする神経の問題で起きるものとそうでないものに分けられる。

尿失禁
排尿する意思がないのに尿が漏れること。腹圧性尿失禁、切迫性尿失禁などのタイプがある。高齢者、女性、妊婦、肥満者などに多い。

過活動膀胱とは

尿意切迫があり、頻尿や切迫性尿失禁をともなう場合、過活動膀胱の可能性がある。過活動膀胱は、排尿をコントロールする神経に問題がある神経因性とそうでない非神経因性に分けられる。

尿意切迫	頻尿	切迫性尿失禁
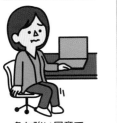	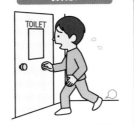	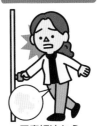
急な強い尿意でがまんできない	頻繁にトイレに行く（1日に8回以上）	尿意切迫からトイレに間に合わず漏れる

尿失禁のタイプ

上記の切迫性尿失禁のほか、腹圧がかかると漏れる腹圧性尿失禁、尿道の閉塞で残尿が増えて少しずつ漏れる溢流性尿失禁、神経の問題で意思とは関係なく膀胱が収縮して漏れる反射性尿失禁などのタイプがある。

腹圧性尿失禁 腹圧がかかったときに漏れる

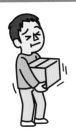 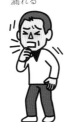

切迫性尿失禁 急な強い尿意をがまんできずに漏れる

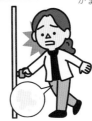

溢流性尿失禁 尿道の閉塞で残尿が増え、少しずつ漏れる

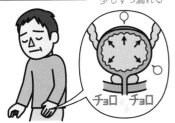

チョロ チョロ

反射性尿失禁 排尿をコントロールする神経の中枢と末梢の間の不具合で漏れる

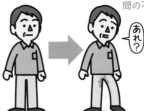

あれ？

135

腰痛や背部痛、下腹部痛

ポイント
● 腰背部痛はただの疲労ではなく腎臓の病気かもしれない
● 脇腹が激しく痛む腎臓の病気がある
● 下腹部に持続する痛みや違和感があるときは膀胱炎かも

背中の激しい痛みは腎疝痛という

　腰痛や背部痛は多くの人が経験する痛みですが、悪い姿勢や疲労だけでなく、腎臓や尿管の病気でも起こります。重大な病気の可能性もあるので、注意が必要です。

　腎臓は背中側のウエストよりやや上のあたりにありますから（P.26参照）、腎臓や尿管に問題が生じたとき、背中や腰、脇腹が痛むことがあります。脇腹の激しい痛みや下腹部に放散するような痛み（放散痛）が発作的に反復し、吐き気・嘔吐、冷や汗、頻脈などの症状をともなうものを腎疝痛といいます。腎疝痛は、結石が尿管に引っかかる尿管結石や、急に悪化する水腎症（P.130参照）などで起こります。また、背中や腰の鈍痛も腎炎や水腎症などの病気の可能性があり、軽視してはいけません。腎盂腎炎や水腎症では、第12肋骨の高さの脊柱の左右を叩くと痛む叩打痛がみられることがあります。

膀胱炎や結石で生じる下腹部の持続痛

　下腹部の痛みは膀胱や尿道の病気が疑われます。恥骨の上あたりの持続する痛みや違和感は膀胱炎や膀胱結石、尿閉などの可能性があります。また排尿にともなう痛みは次の項目で解説しています。

　男性の場合、泌尿器とその周辺の痛みは前立腺や精巣の病気が原因かもしれません。会陰部に不快感や鈍痛を感じる場合は前立腺炎など、陰嚢とその周辺の急な激しい痛みは精巣炎や精巣捻転など、陰嚢部の鈍痛はそけいヘルニアのほか精巣のがんの可能性も無視できません。

試験に出る語句

腎疝痛
脇腹から腰背部に激しい痛みが発作的に反復し、下腹部への放散痛や吐き気、冷や汗などの症状をともなうもの。尿管結石などの可能性がある。

キーワード

放散痛
病気がある場所から離れたところに広がるように生じる痛み。たとえば腎臓の問題なのに下腹部や外陰部に痛みが生じたりすること。

叩打痛
指先などでトントンと叩くと痛みが生じること。

精巣捻転
精巣は、精管や血管などが束になって走る精索でぶら下がっているが、そこがねじれて血流が止まり、突然激しい痛みが生じる病気。

腎疝痛

疝痛とは、差し込むような痛みが発作的に反復して起きること。腎臓のあたりから脇腹に生じるものを腎疝痛という。尿管結石や水腎症などが疑われる。

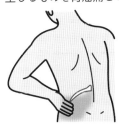

脇腹から背中の
急な激しい痛み

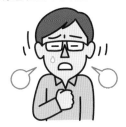

冷や汗や吐き気、頻脈

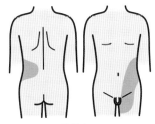

放散痛
（図は尿管結石の痛みの範囲）

腎臓や泌尿器の病気で生じる痛み（例）

背中の腎臓の位置あたりを叩くと痛む場合、腎結石などが考えられる。下腹部の痛みは膀胱炎や膀胱結石など、男性では陰嚢の痛みが生じることもある。

叩打痛

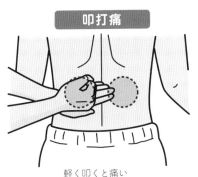

軽く叩くと痛い
○の部分の痛みは腎結石や水腎症など

下腹部痛

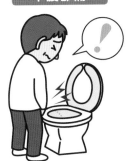

膀胱炎や尿閉、膀胱結石など

急な陰嚢の痛み

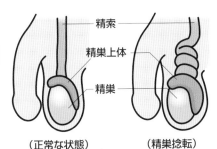

精索
精巣上体
精巣

（正常な状態）　　（精巣捻転）

精巣捻転では陰嚢
あたりに急に激し
い痛みが生じる

137

排尿にともなう痛み

- 排尿時に尿道や膀胱が焼けるように痛むものを排尿痛という
- 出始めだけ痛いのは初期排尿痛で、尿道炎の可能性がある
- 出始めから最後までずっと痛い場合はひどい膀胱炎かも

出始めで痛むのは尿道炎かも

　排尿するときに膀胱や尿道に痛みを感じるものを排尿痛（排尿時痛）といいます。焼けるような、ヒリヒリするような灼熱感を覚えることもあります。このような症状は、膀胱や尿道の炎症が起きている可能性を示しています。

　尿が出始めるときに痛む（初期排尿痛）のは尿道炎に特徴的な症状です。尿道結石や、男性の場合は前立腺炎の可能性もあります。尿が通過し始め、尿の成分が炎症部分につくとしみて痛むのです。

　反対に排尿が終わると痛む（終末時排尿痛）こともあります。これは、膀胱がカラになってぺたんこになり、膀胱粘膜がお互いにくっつくことによって生じる痛みです。膀胱炎や男性の前立腺炎で現れやすい症状です。

間質性膀胱炎・膀胱痛症候群の可能性も

　排尿している間ずっと痛む症状を全排尿痛といいます。これはかなりひどい急性の膀胱炎の可能性を示す症状です。また全排尿痛がある場合、間質性膀胱炎・膀胱痛症候群と呼ばれる病気の可能性があります。これは全排尿痛のほか頻尿や強い尿意、膀胱の圧迫感や不快感が現れる病気で、症状は膀胱炎や過活動膀胱と似ていますが、感染やがんなどではなく、過活動膀胱の治療でも改善しません。

　膀胱の粘膜に特有の病変がみられるタイプで重症のものは難病にも指定されています。症状がつらくて日常生活に支障が出ることもあり、どんな治療も効果がみられない場合は膀胱を切除することもあります。

試験に出る語句

排尿痛
排尿し始めから終わった直後までの間に尿道や膀胱に生じる痛み。排尿中ずっと痛いものは全排尿痛という。

初期排尿痛
出始めに痛いこと。尿道炎があり、そこを尿が通過するとしみて痛むと考えられる。

終末時排尿痛
排尿の終わりとその直後に痛むこと。膀胱炎などが原因。膀胱がカラになってぺたんこになり、粘膜どうしが触れることで痛む。

キーワード

間質性膀胱炎・膀胱痛症候群
「IC/BPS」と略される。Interstitial cystitis/bladder pain syndromeの頭文字。全排尿痛、頻尿、尿意切迫など過活動膀胱や膀胱炎のような症状があるが、感染などが原因でなく、さまざまな治療でも治りにくいもの。膀胱に特有の粘膜病変があり、重症のケースは難病にも指定されている。

排尿痛のタイプと疑われる病気

排尿の間ずっと痛い全排尿痛、出始めに痛い初期排尿痛、終わりから直後に痛い終末時排尿痛がある。排尿痛には、頻尿や尿意切迫、血尿、膿尿などをともなうことがある。女性の場合、おりものや外陰のかゆみ、性交時痛などがともなうときは、性器の感染症の可能性もある。

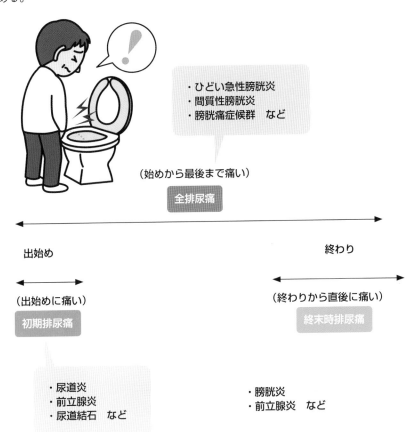

・ひどい急性膀胱炎
・間質性膀胱炎
・膀胱痛症候群　など

（始めから最後まで痛い）

全排尿痛

出始め　　　　　　　　　　　　　　　　　　終わり

（出始めに痛い）

初期排尿痛

（終わりから直後に痛い）

終末時排尿痛

・尿道炎
・前立腺炎
・尿道結石　など

・膀胱炎
・前立腺炎　など

COLUMN　痛い、トイレに行きたくない、水を飲まないは悪循環

　排尿痛があると、トイレに行かなくて済むように水分摂取を控えてしまう人がいます。それではさらに尿道から細菌などが上行性に侵入し、悪循環になることも。できるだけ早く医師の診察を受けることが第一ですが、水分を十分にとり、尿意をがまんせずに排尿して、細菌などをどんどん洗い流してしまうことが大切です。

発熱

- 排尿痛などに発熱をともなうときは、尿路感染の可能性が高い
- 高熱が出る腎盂腎炎は大腸菌の上行性感染で、女性に多い
- 男性の尿路感染で高熱が出たら、前立腺炎か精巣上体炎か

高熱が出る腎盂腎炎は女性に多い

　排尿痛や頻尿、尿意切迫、残尿感など排尿に関する症状があり、発熱をともなう場合は、腎臓や尿路に細菌感染が起きていることが考えられます。特に腎盂腎炎は高熱が出ることで知られています（P.178参照）。

　腎盂腎炎は、腎盂に細菌が侵入して腎盂や腎臓に炎症が起きる病気です。大半は尿道から入った細菌（主に大腸菌）が膀胱、尿管、腎盂へと入り込む上行性感染です（詳しくは P.178参照）。尿道が短く、尿道口が大腸菌の供給源である肛門に近い女性に多いのが特徴です。軽症なら通院で抗菌薬などによる薬物治療を受ければ治りますが、症状が強い場合は入院が必要になることがあります。

男性では前立腺炎や精巣上体炎が多い

　男性が排尿痛や頻尿などの排尿症状と発熱を訴える場合は、まず前立腺炎が疑われます。上記の腎盂腎炎は圧倒的に女性に多く、男性がかかることは少ないからです。

　前立腺炎も多くが大腸菌が尿道から侵入してくるのが原因です。また先に膀胱炎があり、そこから降りてくるように感染が広がることもあります。熱は高熱で、全身倦怠感をともないます。膿尿や細菌尿がみられ、腫れた前立腺が尿道を圧迫して尿閉になることがあります。

　また尿路の感染が精管を通って広がる精巣上体炎も高熱が出る病気です。多くは大腸菌による感染が原因ですが、性行為でうつるクラミジアによる感染が原因のこともあり、この場合は性感染症と考えられます。

試験に出る語句

上行性感染
感染の原因となる微生物が、"下"から"上"にさかのぼって感染すること。尿路の場合、大腸菌などが尿道→膀胱→尿管→腎盂へと入り込むこと。

キーワード

クラミジア
性感染症を起こすのはクラミジア・トラコマティスという細菌。細菌に分類されるが、宿主の細胞の中でしか増殖できない。感染しても無症状または違和感程度の症状のこともある。尿道炎、腟炎などを起こす。

性感染症
性行為によってうつる感染症。クラミジア感染症はその代表的な病気の1つ。

排尿時の症状に発熱がともなうときは

排尿痛や頻尿などの症状にくわえて発熱があるときは尿路の感染症が疑われる。尿路の感染は、尿道口から大腸菌が入り込み、膀胱、尿管へとさかのぼっていく上行性感染が多い。高熱が出る病気で代表的なのは腎盂腎炎で、圧倒的に女性に多い。

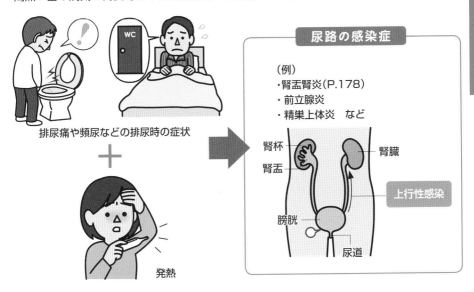

排尿痛や頻尿などの排尿時の症状

＋

発熱

尿路の感染症

（例）
・腎盂腎炎（P.178）
・前立腺炎
・精巣上体炎　　など

腎杯

腎盂

膀胱

尿道

腎臓

上行性感染

男性の高熱をともなう尿路感染症

男性で排尿痛などの尿路の症状があり、高熱をともなうときは、前立腺炎や精巣上体炎が疑われる。

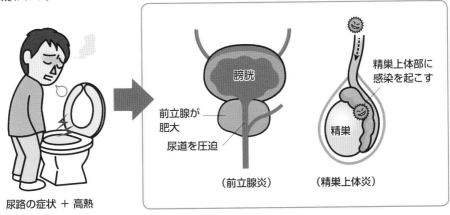

尿路の症状 ＋ 高熱

膀胱

前立腺が
肥大

尿道を圧迫

（前立腺炎）

精巣上体部に
感染を起こす

精巣

（精巣上体炎）

腎・泌尿器に
起こる症状

高血圧

ポイント
- 二次性高血圧の75%が腎疾患によるもの
- 腎臓の病気が血圧を上げ、高血圧が腎臓を悪くする
- 腎動脈の狭窄は高度な高血圧をまねく

高血圧は腎臓病の症状であり悪化要因

　高血圧とは収縮期／拡張期血圧が140／90mmHg以上
のことです。大半は原因不明の本態性高血圧で、一部がほ
かの病気が原因で高血圧になる二次性高血圧です。そして
二次性高血圧の75％は腎臓の病気によるものです。腎臓
病が高血圧の原因になるのは、体内の余分な水やナトリウ
ムを尿として捨てることができないからです。その結果循
環血液量が増え、血圧が上がるのです。

　また高血圧は腎臓に負担をかけて腎機能を悪化させます。
つまり腎臓病が高血圧の原因であり、高血圧は腎機能悪化
の原因であるという困った相互関係にあるのです。本態性
高血圧を放置していたら腎機能が悪くなり、腎臓病による
二次性高血圧になってさらに腎機能が悪化するという悪循
環が成立してしまいます。

腎動脈の狭窄が高血圧をまねく

　動脈硬化などが原因で腎動脈が狭窄する虚血性腎症
（P.170参照）ではひどい高血圧になることがあります。腎
動脈が狭いと糸球体に十分な血液が送り込まれなくなり
ます。すると血流量の低下を感知した腎臓が「もっと血液
を！」とばかりに血圧を上げるレニンを分泌し、RA系・
RAA系（P.86・88参照）が作動して血圧が上がります。
しかしそもそも腎動脈が狭いため糸球体への血流は一向に
増えず、すると腎臓がまたレニンを出し、血圧が上がると
いうスパイラルに陥ります。この場合、手術などで狭くな
った腎動脈を拡張すれば、問題は解決に向かいます。

試験に出る語句

本態性高血圧
原因がわからない高血圧の
こと。高血圧の大半（90
〜95%）は本態性。

二次性高血圧
何かの病気が原因で高血圧
をきたすもの。腎疾患が多
く、ほかに内分泌疾患、血
管や神経の病気などが原因
となる。

キーワード

狭窄
血管や消化管などの一部が
狭くなっていること。動脈
の場合、動脈硬化によるも
のがもっとも多い。

高血圧が腎機能の悪化をもたらす

腎機能が悪いと余分な水やナトリウムを捨てられず、循環血液量が増えて血圧が上がる。そして高血圧が腎臓に負担をかける。

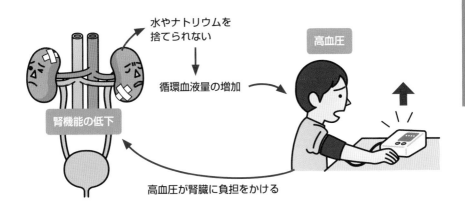

腎動脈の狭窄が高度な高血圧をまねく

腎動脈の狭窄で腎臓への血流が減り、糸球体への血流が減ると、傍糸球体装置からレニンが分泌される。レニンはRA系・RAA系を作動させて血圧を上げるが、それでも糸球体への血流は増えず、さらにレニンが分泌され、高度な高血圧をまねく。

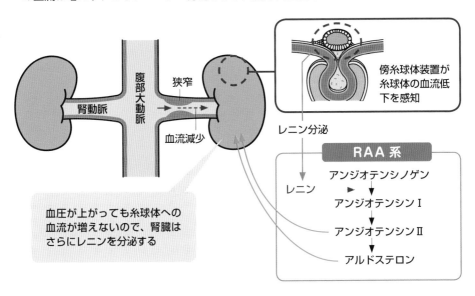

143

むくみ

ポイント
- むくみは医学的には浮腫といい、間質液が過剰な状態のこと
- 腎臓病では水の貯留やたんぱく質の流出が原因で浮腫になる
- 腎臓病では全身性の浮腫が起きる

間質液が過剰になった状態が浮腫

　むくみは医学的には浮腫といいます。浮腫は間質液（組織液、P.14参照）が過剰になった状態のことです。間質液は血管からしみ出して組織の細胞と細胞の間を満たし、血管やリンパ管に回収されます。通常は、しみ出す量と回収される量がつりあっていますが、そのバランスが崩れて間質液が増えると浮腫になります。

　特定の部位に起きる浮腫を局所性浮腫、全身に起きるものを全身性浮腫といいます。そして腎臓の病気では全身性浮腫が起こります。腎機能が悪く余分な水やナトリウムを捨てられないと、循環血液量が増えて血圧が上がります。すると血管壁にかかる圧力で間質に水がしみ出して浮腫になります。またネフローゼ症候群（P.160参照）では大量のたんぱく質が尿に出てしまい、たんぱく質によって保たれる血漿の浸透圧（膠質浸透圧）が下がります。すると血管から間質に水がしみ出し、高度の浮腫が生じます。

腎臓の病気では全身性の浮腫が生じる

　全身性浮腫では、特にまぶた（眼瞼浮腫）や顔（顔面浮腫）、足（下腿浮腫）などに現れます。スネの部分を指で押し、指を離しても皮膚が凹んだままなら浮腫がある証拠です。また手の指が太くなって手を握りにくくなったり、頸静脈が浮き出て見えたり（頸静脈怒張）します。

　浮腫がひどくなると胸腔や腹腔に水がたまり（胸水、腹水）、肺にも水がたまって肺水腫となります。陰嚢に水がたまる陰嚢水腫が生じることもあります。

腎臓病では全身性浮腫が起きる

間質液が過剰になったことを浮腫という。腎臓の病気では全身性の浮腫が起き、眼瞼や顔面の浮腫、手足の浮腫などが現れる。高度になると胸水や腹水が現れ、肺水腫になることもある。

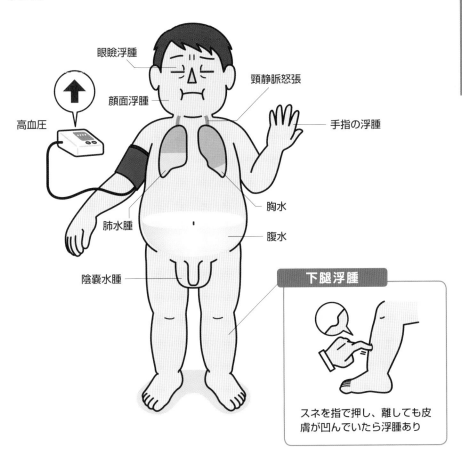

眼瞼浮腫

顔面浮腫

高血圧

頸静脈怒張

手指の浮腫

肺水腫

胸水

腹水

陰嚢水腫

下腿浮腫

スネを指で押し、離しても皮膚が凹んでいたら浮腫あり

Athletics Column

むくみの改善には適度な運動も効果的だけど…

デスクワークで夕方になると足がむくんでパンパンになる。これは、よくある悩みです。このような症状は足の軽い運動やウォーキング、水泳などのスポーツや優しいマッサージなどで軽減する可能性があります。ただし、むくみは腎臓病のサインでもあるので、症状がつらく、軽い運動でもなかなか改善しない場合は、専門医に一度、相談してみましょう。

脱水

ポイント
- 細胞外液を大量に喪失した状態を脱水という
- 大量の発汗と水分摂取不足は高張性脱水を引き起こす
- ひどい下痢や嘔吐による脱水では電解質なども失われている

日常的な脱水は主に水を喪失する高張性脱水

　脱水とは体液の細胞外液を喪失した状態のことです。ただし脱水といってもいくつかのタイプがあります。

　大量に発汗したのに水分摂取が不十分だった場合、主に水の成分が多く失われ、細胞外液は"濃く"なります。細胞外液の浸透圧が高くなるため、細胞内から水が引っ張り出され、細胞内も脱水になります。このような脱水を高張性脱水といいます。汗や尿などは体液よりも"薄い"ので、日常的には高張性脱水が起きやすいといえます。また高張性脱水は、下垂体から分泌されるバゾプレシンの分泌や作用の低下で生じる尿崩症（P.124参照）でも起こります。

ひどい下痢や嘔吐では低張性脱水に注意

　出血やひどい熱傷などで細胞外液を失うと、水もナトリウムなどの電解質もいっしょに喪失するため、細胞の外と中とで浸透圧の差は生じず、水などの出入りは生じません。このような脱水を等張性脱水といいます。

　ひどい下痢や嘔吐では水だけでなく電解質もある程度失われます。その状態で"薄い"水分をとると、細胞外液が薄まり、細胞外から細胞内に水が引き込まれ、細胞が浮腫の状態になります。これが低張性脱水です。細胞外液が薄くなると下垂体からバゾプレシンが分泌され、腎臓で水の再吸収だけを促して、ナトリウムなどの電解質は出ていくため、細胞外液がさらに"薄く"なることになります。

　脱水に対する治療では、脱水のタイプによって不足している分の水や電解質を適切に投与する必要があるのです。

試験に出る語句

脱水
細胞外液を大量に失った状態。

高張性脱水
主に水を多く喪失し、細胞外液の浸透圧が高くなり、つづけて細胞内から水が引っ張り出される。低張液の輸液が必要。いわゆる熱中症は、このタイプの脱水であることが多い。

等張性脱水
出血などで水と電解質などの成分もいっしょに喪失したもの。細胞外液の浸透圧は変わらず、細胞の外と中で水などの移動は起こらない。

低張性脱水
下痢などで水と電解質を失った状態で低張液や水を摂取すると起きる。細胞外液が薄まり、細胞内に水が引き込まれて細胞浮腫になる。

メモ

熱中症も脱水
猛暑の中で大量に発汗したのに、それに見合うだけの水や電解質をとらなかった場合に起こる熱中症では、高張性脱水が起きている。

脱水の症状

脱水状態になると、脱力感や全身倦怠感のほか、口や唇、舌の乾燥、のどの渇き、血圧低下などの症状が現れる。爪をぐっと押して離したあと元の色に戻るのに2秒以上かかる場合は脱水の可能性がある。

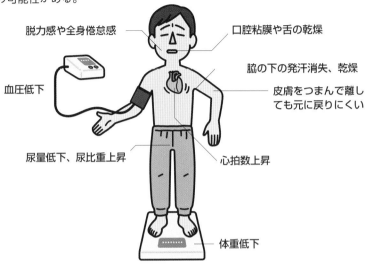

脱水のタイプ

脱水は、主に水が喪失する高張性脱水と、水も電解質なども同等に喪失する等張性脱水、電解質も失ったところに水が補われて起こる低張性脱水に分けられる。

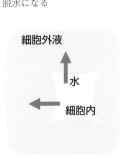

高張性脱水

主に水が失われて細胞外液が濃くなる。次いで水が細胞内から引っ張り出され、細胞も脱水になる

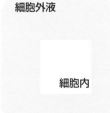

等張性脱水

水も電解質も失われ、細胞外と細胞内の浸透圧は変わらず水などは移動しない

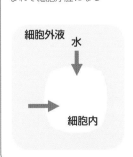

低張性脱水

水と電解質を失ったところに水が補われると、細胞外液が薄まり、細胞内へ水が引き込まれて細胞浮腫になる

泌尿器系の病気での受診を恥ずかしがらないで

　頻尿や尿もれ、排尿痛などの症状がある場合は何科を受診すればよいでしょうか。基本的には泌尿器科ということになりますが、「女性は婦人科なんじゃないの?」と思う人もいるかもしれません。たしかに以前は、男性の泌尿器疾患は泌尿器科、女性は婦人科というのが定番でした。もちろんそれでもOKです。でも女性の場合、そもそも泌尿器科は女性の泌尿器疾患も診てくれますし、最近では「女性泌尿器科」と看板を掲げているクリニックもあり、これらを選んでもかまいません。

　男女とも一般の内科でも基本的な検査や診断はできますから、持病があって定期的に通院している人はいつもかかっている医師に相談してみるのが一番です。また、過去に風邪などでかかったことがあるクリニックがある人は、そこを受診してもよいでしょう。本来は、自分のかかりつけ医を決めておき、どんな症状でも常にその医師に相談し、必要に応じて専門医を紹介してもらうというのが理想的です。

　時々、「泌尿器科の病気は恥ずかしい」「泌尿器科を受診すると性感染症だと思われないか」と思う人もいます。また、「必ずパンツを脱がなきゃいけないの?」、男性の場合は「性器を刺激されて不測の事態が起こったら恥ずかしい…」などと不安を感じる人もいます。でも心配は不要です。泌尿器科は性感染症だけを診ているわけではありません。尿路の炎症や排尿障害、男性不妊なども診ますし、クリニックのホームページなどにもそういった表記があるはずです。必要がないのに下着を脱がせることはしませんし、性器を診察する場合も医師や看護師はあくまで人体の一部として診ます。もし生理現象が起きてもそれは人としての正常な反応で、めずらしいことではないので、"心の中で笑う"なんてことはありません。患者さんが恥ずかしがることも十分理解しているので、そういった配慮もしてくれるはずです。羞恥心への配慮がなくて嫌な思いをしたら、その病院には二度と行かなければいいだけ。恥ずかしがって受診が遅れ、手遅れになってしまうような事態にならないようにしてください。

第6章

腎・泌尿器の主な疾患

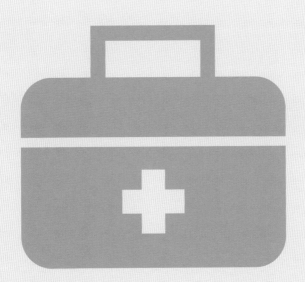

腎・泌尿器の
主な疾患

急性腎障害

ポイント
● 数時間から数日のうちに発症し進行する腎臓の障害
● 原因により、腎前性、腎性、腎後性に分けられる
● 生存率50%だが、早期の適切な治療で回復する可能性も

以前は急性腎不全と呼ばれていた

　数時間から数日という短い間に急速に腎臓の機能が悪く
なる病気を急性腎障害といいます。以前は急性腎不全と呼
ばれていた病気です。より軽い段階で見つけて対処したほ
うがよいとのことで、診断基準が軽症のものまで含んだも
のになり、名称も変更されました。

　急性腎障害はその原因によって腎前性、腎性、腎後性に
分けられます。腎前性は腎臓へ送り込まれる血流に問題が
生じているものです。大出血や熱傷、ひどい下痢などで循
環血液量が減ったり、心臓に異常が起きて全身に血液を送
り出せなかったりするのが原因です。腎性は腎臓自体の障
害によるもので、血流や薬物などの影響で尿細管がダメに
なってしまう急性尿細管壊死が最大の原因です。腎後性は
尿管や尿道がつまって尿が流れなくなり、水腎症（P.130
参照）になって腎臓がダメになるものです。

急速に悪化して尿毒症になることも

　急に尿量が少なくなり（乏尿、P.126参照）、倦怠感や吐
き気・嘔吐、食欲不振などが現れます。急速に悪化して尿
毒症（P.153参照）と呼ばれる状態になり、頭痛やけいれん、
意識障害、末梢の知覚障害、肺水腫、高度な高血圧が生じ、
脳溢血や心不全が引き起こされます。

　治療の基本はまず原因を取り除くことです。できるだけ
早く適切な治療を行わないと死亡する場合があり、生存率
は50％といわれます。その一方で、適切な治療が行われ
れば回復し、多くは腎機能も元に戻ります。

試験に出る語句

急性腎障害
以前は急性腎不全といわれ
ていたもの。数時間から数
日の間に急速に腎障害が進
む。急性腎不全よりもより
軽症のものも含む概念。

腎前性、腎性、腎後性
腎臓の障害の原因が、腎臓
に入る前の血管や血流にあ
るものを腎前性、腎臓自体
にあるものを腎性、尿管や
尿道などにあるものを腎後
性という。

キーワード

水腎症
尿管などの尿路がつまり、
せき止められた尿がたまっ
て腎盂・腎杯が拡張した状
態。腎臓の実質が圧迫され、
やがて腎機能も低下する。

尿毒症
腎臓の障害によって排泄で
きなくなった水や老廃物な
どがたまり、全身にさまざ
まな症状が出る。何も対処
しないと死亡する。

急性腎障害の症状

数時間から数日のうちに乏尿、全身倦怠感などの症状が現れ、急速に悪化して尿毒症に至る。

乏尿

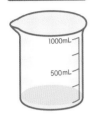

1000mL

500mL

全身倦怠感

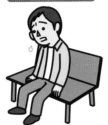

吐き気・嘔吐・食欲不振

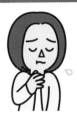

ほかに血圧の異常、浮腫、血液検査で
血中クレアチニン・尿素窒素・カリウムの上昇など

尿毒症(P.153参照)

急性腎障害の分類

急性腎障害は、原因により腎臓に送り込まれる血流に問題がある腎前性、腎臓自体に問題が生じている腎性、尿路の閉塞などが原因になる腎後性にわけられる。

腎前性

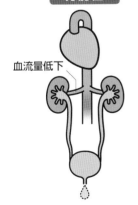

血流量低下

腎臓への血流量が低下するもの。

腎性

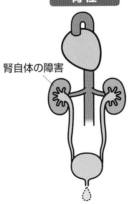

腎自体の障害

腎臓自体の障害。尿細管の壊死が多い。

腎後性

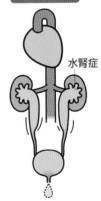

水腎症

尿路に問題があるもの。尿管の閉塞による水腎症で腎機能が低下するものなど。

腎・泌尿器の主な疾患

急性腎障害

151

慢性腎臓病・末期腎不全

ポイント
- 慢性腎臓病は腎機能の障害が慢性的につづく病気の総称
- 尿検査等の異常や糸球体濾過量の低下が3ヶ月以上つづくもの
- 進行すると末期腎不全に至り、腎代替療法が必要になる

腎障害と糸球体濾過量の低下がつづく

　慢性腎臓病とは何ともざっくりとした名称ですが、事実、かなり広い概念を含む病名です。腎障害が慢性的につづく病気にはさまざまなものがありますが、進行すると腎臓が機能しなくなる腎不全に至り、早期発見と早期治療が何より重要な点は共通しています。原因は違っても、腎機能に焦点を当てると共通のものさしで病状の評価や治療方針の立案ができるので、早期のものから末期のものまでを含めた慢性腎臓病という概念がまとめられたのです。

　高血圧や浮腫、肺水腫などの心不全の兆候、貧血といった症状がみられたら慢性腎臓病を疑い、尿や血液の検査、画像診断などで腎障害を確認します。さらに糸球体濾過量（P.68参照）を調べ、これらのどちらかまたは両方が3ヶ月以上つづく場合、慢性腎臓病と診断されます。

　治療は慢性腎臓病のステージに応じて、生活習慣の改善、食事療法、薬物療法などを行うとともに、同時に原因に対する治療も行います。

腎不全に至ると、ホメオスタシスが維持できない

　慢性腎臓病が進行して腎臓の機能が著しく低下し、回復が見込めない状態を末期腎不全といいます。もはやホメオスタシスを維持することができず、尿毒症の状態に陥ります。したがって、末期腎不全になった場合は、代わりに腎臓のはたらきをしてくれる何かが必要です。それを腎代替療法といいます。腎代替療法には、血液透析と腹膜透析の透析療法（P.154参照）や腎移植があります。

 試験に出る語句

慢性腎臓病
chronic kidney diseaseの頭文字をとってCKDと呼ばれる。腎障害が慢性的につづき、進行すると腎不全に至る病気の総称。腎機能によってステージと治療方針が決まる。

末期腎不全
慢性腎臓病などの進行で腎臓がほぼ機能しなくなった状態。ホメオスタシスが維持できず、尿毒症に陥る。腎代替療法が必要。

キーワード

腎移植
他人の腎臓を移植することで腎臓が担う機能を回復させる治療方法。脳死・心停止した人から提供される献腎移植と、親族から腎臓提供される生体腎移植の2つの方法がある。

 メモ

急性腎不全と慢性腎不全
以前は腎不全に至る経過によって急性腎不全と慢性腎不全に分けていたが、疾患の定義を整理するとともに、早期発見・早期治療をめざすため枠組みや概念が変更され、より軽症のものも含め、急性腎障害と慢性腎臓病に分けるようになった。

慢性腎臓病

腎障害が慢性的につづく病気の総称。尿検査や血液検査などで確認される腎障害と、糸球体濾過量の低下が、いずれかまたは両方が3ヶ月以上つづくものをいう。たんぱく尿の程度と糸球体濾過量でステージが決まり、治療方針が決まる。

・たんぱく尿、尿潜血などの所見
・血中クレアチニン・尿素窒素の上昇　　　・糸球体濾過量の低下
・画像診断による腎障害の所見　など

いずれかまたは両方が3ヶ月以上つづく

‖

慢性腎臓病

たんぱく尿の程度と糸球体濾過量からステージを決める

尿毒症の症状

慢性腎臓病が進行して末期腎不全に至ると、体内に水や余分な電解質、老廃物などがたまり、さまざまな症状が現れる。これを尿毒症という。

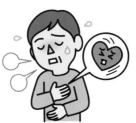
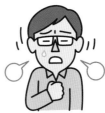

中枢神経の症状
頭痛、意識障害、けいれん、幻覚　など

心臓・血管の症状
高血圧、心不全、心膜症、致死性不整脈、脳出血　など

目の症状
網膜症、角膜や結膜の赤眼症候群

呼吸器の症状
肺水腫、胸水　など

末梢神経
知覚障害、脚がムズムズする、脚の灼熱感

消化器の症状
口臭、食欲不振、吐き気・嘔吐、下痢　など

免疫の異常
重症の感染症、日和見感染

血液の異常
腎性貧血、代謝性アシドーシス、出血傾向　など

皮膚や骨の症状
皮膚のかゆみ、色素沈着、骨代謝異常　など

153

腎不全に対する透析療法

ポイント
- 腎不全に対する腎代替療法には、血液浄化療法と腎移植がある
- 主な血液浄化療法は透析療法で、血液透析と腹膜透析がある
- 透析患者の大半が血液透析を受けている

腎臓が機能しなくなったら代替療法が必須

腎不全に至った場合、何の治療もしなければ体内のホメオスタシスが維持できず、命に関わります。そこで腎臓の機能を肩代わりしてくれる方法＝腎代替療法を導入する必要があります。代表的な腎代替療法には血液浄化療法と腎移植があり、さらに血液浄化療法には透析療法のほか、血液濾過などの特殊な治療法があります。

また透析療法には血液透析と腹膜透析があり、それぞれにメリットとデメリットがあるので、病状や生活習慣などにあわせて選択することになります。現状は、透析療法を受けている患者さんの大半が血液透析を受けています。

透析療法には血液透析と腹膜透析がある

血液透析は管で血液をからだの外に出してきて、機械にかけて浄化し、きれいになった血液をからだに戻す方法です。週に3回程度、1回4時間の通院が必要で、日常生活に大きな制約が生じます。また十分な量の血液を取り出すため腕の動脈と静脈をつなぐシャントと呼ばれるものが必要で、そのための処置や日常の管理が必要です。とはいえ透析の効果は十分で、透析のない日は特に制限なく生活することができるのが最大のメリットです。

腹膜透析は、お腹の腹膜腔に透析液を入れ、腹膜を半透膜として透析液と血液との間で物質をやりとりし、血液を浄化する方法です。自宅ででき、通院は週1回程度ですみますが、血液透析より効率が悪く、感染のリスクや長期になると腹膜が硬くなるなどのデメリットがあります。

試験に出る語句

腎代替療法
腎不全になったとき、失われた腎臓の機能を肩代わりするための治療法。血液浄化療法や腎移植がある。

血液浄化療法
何らかの方法で血液をきれいにする方法。余分な水やナトリウムなどの電解質、尿素などの老廃物を取り除き、必要な成分を追加する。透析療法が代表的。

透析療法
半透膜を通して透析液と血液の間で物質をやりとりすることで血液を浄化する方法。血液透析と腹膜透析がある。

血液透析
もっとも一般的な透析療法。腕の血管から血液を取り出し、機械で浄化してからだに戻す。

腹膜透析
腹膜を半透膜として利用して透析を行う方法。

キーワード

シャント
血液透析を行う際、十分な血液量が確保できるように、動脈と静脈を体内または体外で直接つなぎ合わせた血管のこと。

血液透析

腕の血管から血液を取り出し、透析器に通して血液を浄化してからだに戻す。十分な血液を取り出すためシャントという血流取り出し口が必要になる。週3回、1回4時間の透析が必要で、拘束されるが、効果は高い。

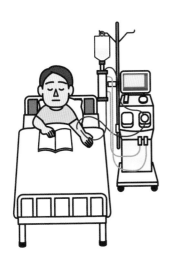

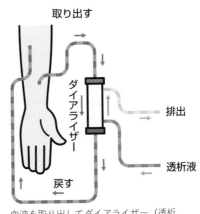

取り出す

ダイアライザー

排出

透析液

戻す

血液を取り出してダイアライザー（透析器）に通し、血液を浄化してからだに戻す。

腹膜透析

腹膜を半透膜として、腹腔に入れた透析液と血液の間で水や電解質などのやりとりをして血液を浄化する方法。血液透析に比べると拘束されることが少ない。

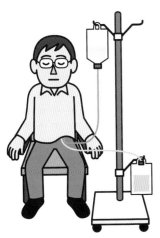

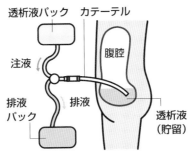

透析液パック　カテーテル

注液

腹腔

排液パック

排液

透析液（貯留）

透析液を腹腔に入れておくと、腹膜を通して血液が浄化される。1日に4回、透析液を入れ替える以外は何もしなくてよい。

自動透析機

就寝中に自動で腹膜透析を行う装置。これを使うと、就寝前の装置への接続と、起床時のとりはずしの操作だけで、日中の透析液の交換が必要ない。

155

急性糸球体腎炎

ポイント

- 咽頭炎などを起こすA群β溶連菌の感染による腎炎
- 咽頭炎などが治ったあとで、急に乏尿や血尿などが現れる
- 子どもに多い腎炎で、大半は完治する

急にむくんだり血尿が出たり…

　扁桃炎や咽頭炎になり、それが治ったあと10日〜2週間ほどして急に血尿や浮腫などの症状が現れるのが急性糸球体腎炎です。幼児から小学生くらいの子どもに多くみられます。原因は、咽頭炎や皮膚の感染症などの多彩な感染症を起こすA群β溶連菌という細菌の感染です。この細菌に感染すると多くの場合、発熱やのどの腫れと痛みなどの症状が出ますが、抗菌薬などの治療で数日で熱は下がり、1週間もすれば治ります。そんな風邪のような症状を起こす細菌が腎炎を引き起こすのは、皮肉にも細菌を撃退しようとする免疫のしくみです。

　体内では、その溶連菌の抗原に対する抗体ができます。そして抗体が抗原と結合すると免疫複合体と呼ばれるものになります。この免疫複合体が血流に乗って糸球体に到達して沈着し、そこでアレルギー反応による炎症が起きてしまうのです。

子どもは大半が完治、大人は慢性化の場合も

　症状は、急な血尿やたんぱく尿、浮腫、高血圧などです。浮腫はまぶたや上肢に顕著に現れます。はじめの数日は乏尿で、その後尿がよく出る利尿期になります。数日から1週間ほどで症状は回復していきますが、糸球体の炎症が治るにはなおしばらくの期間がかかります。とはいえ子どもの場合は95％以上が完治します。成人もこの病気にかかることがあり、多くは完治しますが、20％ほどが慢性化するといわれています。

 試験に出る語句

急性糸球体腎炎
A群β溶連菌感染のあとで発症する急性腎炎。子どもに多い。抗原抗体反応でできた免疫複合体が糸球体に沈着してアレルギー反応による炎症を起こす。

A群β溶連菌
人に咽頭炎や皮膚炎などの多彩な感染症を起こす細菌。多くは比較的軽症で治癒するが、まれに重症化して全身が赤くなる猩紅熱などを起こす。また免疫複合体による急性糸球体腎炎のほか、リウマチ熱などの原因となる。

キーワード

抗原、抗体
細菌やウイルスなどの外敵そのものやその一部、または食物のたんぱく質などが抗原となり、それに結合するのが抗体。

免疫複合体
抗原に抗体が結合したもの。

急性糸球体腎炎発症のメカニズム

Ａ群β溶連菌に感染して咽頭炎などを起こすと、体内で抗体ができる。細菌由来の抗原とその抗体が結合してできる免疫複合体が糸球体に沈着し、そこで炎症が起きる。

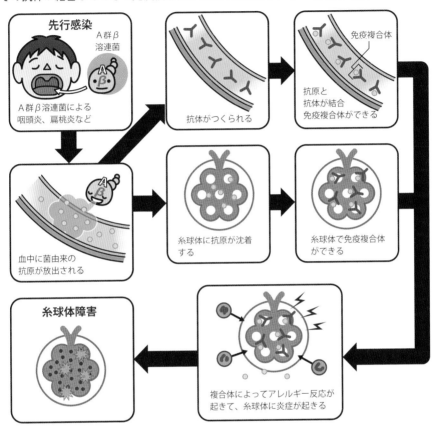

急性糸球体腎炎の症状

急に血尿や乏尿、浮腫などが現れる。糸球体の炎症が治るまでには1〜2ヶ月ほどかかり、血尿が長くつづくこともある。子どもの場合、大半は完治する。

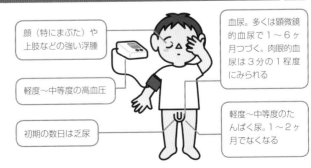

顔（特にまぶた）や上肢などの強い浮腫

軽度〜中等度の高血圧

初期の数日は乏尿

血尿。多くは顕微鏡的血尿で1〜6ヶ月つづく。肉眼的血尿は3分の1程度にみられる

軽度〜中等度のたんぱく尿。1〜2ヶ月でなくなる

腎・泌尿器の
主な疾患

急速進行性腎炎症候群

ポイント
- 急速進行性腎炎症候群は急速に腎不全に進行する腎炎のこと
- いくつもの型や原因が異なる病気が含まれる
- 半月体形成性糸球体腎炎が代表的な疾患の1つ

あっという間に腎不全になって透析が必要になる

　急速進行性腎炎症候群は、数週間から数ヶ月という単位で急速に腎不全に向かって進行していく腎炎の総称です。放置するとあっという間に透析療法が必要になってしまうので、できるだけ早く治療を始める必要があります。

　この症候群にはいくつもの型や原因が異なる病気がありますが、代表的なものの1つに半月体形成性糸球体腎炎（はんげつたいけいせいせい）があります。糸球体の血管壁が破れ、破れた部分とその外側のボウマン嚢との間に白血球が集まってきたり、ボウマン嚢の上皮細胞が増殖したりして半月の形のものができてきます。これを半月体といいます。半月体の部分は時間とともに線維化していき、最後は完全に線維で固まった瘢痕のような半月体になります。腎臓の組織をとってきて調べる生検という検査をすると半月体が確認できます。

あちこちの小血管に炎症が起きる

　中高年に多く、主な症状は発熱、全身倦怠感、筋肉痛、浮腫、高血圧などです。またあちこちの毛細血管や細動脈・細静脈に炎症が起き、腎臓だけでなく肺もやられて出血（喀血）（かっけつ）や肺炎を起こすタイプもあります。また下肢の皮膚に紫斑（内出血）が現れるケースや、腹痛や消化管出血を起こすケースもあります。

　詳しい検査でタイプやその原因をあきらかにしますが、いずれにしても急速に進行してしまうので、できるだけ早く治療を開始することが大切です。治療の基本は安静とステロイド薬や免疫抑制薬の投与です。

試験に出る語句

急速進行性腎炎症候群
急速に進行して腎不全に至る腎炎の総称。さまざまな疾患が含まれる。多くみられるのは半月体形成性糸球体腎炎などである。

半月体形成性糸球体腎炎
糸球体の血管が破れ、破れたところとボウマン嚢の間に白血球や上皮細胞の増殖による半月体ができる。半月体はやがて線維化していく。この病気にもいくつもの型やタイプがある。

メモ

IgA腎症やループス腎炎も
P.162で解説しているIgA腎症やループス腎炎も急速進行性腎炎症候群の1つの型の中に含まれると考えられる。

急速進行性腎炎症候群

数週間から数ヶ月という単位で急速に進行し、末期腎不全に至る病気の総称。代表的な病気に半月体形成性糸球体腎炎がある。

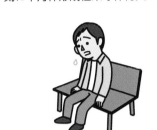

急速に進行

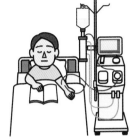

軽度の腎障害

末期腎不全

半月体形成性糸球体腎炎

糸球体の血管が破れ、白血球や上皮細胞が半月体をつくる。やがて線維化し、腎臓の機能を果たせなくなる。

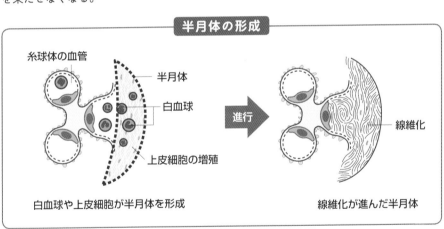

半月体の形成

糸球体の血管

半月体

白血球

上皮細胞の増殖

進行

線維化

白血球や上皮細胞が半月体を形成

線維化が進んだ半月体

肺出血（喀血）、肺炎

腹痛、消化器出血

紫斑

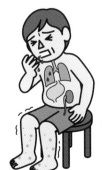

血尿、たんぱく尿、半月体形成

全身の小さい血管に炎症を起こし、喀血などを起こすタイプがある。

159

ネフローゼ症候群

● 高度なたんぱく尿と低アルブミン血症がみられる病気の総称
● 微小変化型ネフローゼ症候群が多い
● アルブミンの喪失で、血漿浸透圧が低下して浮腫が起きる

高度のたんぱく尿がみられる腎臓病の総称

ネフローゼ症候群とは、高度のたんぱく尿と低アルブミン血症という共通点を持ついくつかの病気の総称です。それらの病気ではたいてい浮腫がみられ、高コレステロール血症をともなっていることが多いのも特徴です。

ネフローゼ症候群の代表的な病気に微小変化型ネフローゼ症候群があります。微小変化とは、腎臓の組織をとってきて電子顕微鏡で見てはじめてわかる変化という意味で、糸球体の血管壁をつくる糸球体上皮細胞（足細胞、P.38参照）の足突起が消失している様子のことです。

尿に大量のアルブミンが出てしまい浮腫になる

微小変化型ネフローゼ症候群は3歳〜6歳くらいの子どもや若者に多い病気です。高齢者でもかかることがあります。急に顔や下肢にひどい浮腫が現れ、その分だけ体重が増えます。また尿検査で高度のたんぱく尿がみとめられます。尿に出てくるたんぱく質の大半はアルブミンです。アルブミンは血中のたんぱく質でもっとも多いうえ、分子が小さいため糸球体の壁が少しでも傷んでいるとそこをすり抜けやすいからです。アルブミンには血漿の浸透圧（膠質浸透圧）を維持するはたらきがあります。大量のアルブミンを失った結果血液の浸透圧が低下し、間質との間で浸透圧に差が生じ、水が血管から間質にたくさん出てしまい、ひどい浮腫になるのです。

ステロイド薬と浮腫に対する利尿薬の投与によって治りますが、再発することも少なくありません。

ネフローゼ症候群
高度なたんぱく尿とそれによる低アルブミン血症をきたす病気の総称。たいてい浮腫をともない、高コレステロール血症がみられることが多い。

微小変化型ネフローゼ症候群
ネフローゼ症候群のうちもっとも多い病気。子どもに多く、腎臓の組織を電子顕微鏡で見ると糸球体上皮細胞の足突起が消失しているのがわかる。

アルブミン
たんぱく質。血漿たんぱく質のうちもっとも多い。たんぱく質の中では分子が小さい。血漿の浸透圧を維持するはたらきがある。

キーワード

膠質浸透圧
アルブミンによって維持されている血漿の浸透圧。

メモ

子どものネフローゼ症候群
80％は微小変化型ネフローゼ症候群とされる。

ネフローゼ症候群

たんぱく尿と低アルブミン血症がみられる病気の総称。微小変化型ネフローゼ症候群がもっとも多く、ほかに巣状分節性糸球体硬化症、膜性腎症などの病気がある。IgA腎症やループス腎炎 (P.162参照) もネフローゼ症候群と示すことがある。

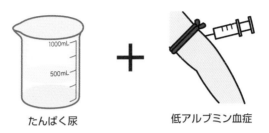

たんぱく尿   低アルブミン血症

微小変化型ネフローゼ症候群

ネフローゼ症候群の中でもっとも多い。幼児に多い。電子顕微鏡で糸球体上皮細胞の足突起の消失が確認できる。

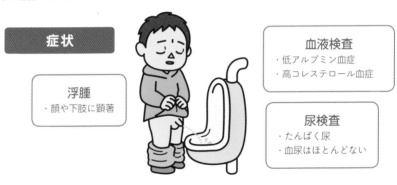

症状

浮腫
・顔や下肢に顕著

血液検査
・低アルブミン血症
・高コレステロール血症

尿検査
・たんぱく尿
・血尿はほとんどない

電子顕微鏡所見

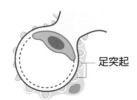
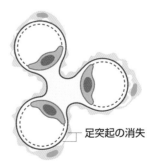

足突起

足突起の消失

正常な糸球体の血管壁

微小変化型ネフローゼ
症候群の糸球体血管壁

161

IgA腎症・ループス腎炎

ポイント
- IgA腎症は免疫グロブリンのIgAが糸球体に沈着して起きる
- IgA腎症はほとんど無症状で、健診などで偶然発見される
- ループス腎炎はSLEという自己免疫疾患にともなう腎炎

IgA腎症はチャンス血尿で発見されることも

　IgA腎症は、咽頭などに細菌やウイルスが感染したことでつくられた免疫グロブリンのIgAが、何らかの理由で糸球体のメサンギウム領域（P.38参照）に沈着し、そこで炎症を起こします。慢性に進行する腎炎のうちもっとも多い病気です。発症しても自覚症状はほとんどなく、進行もゆっくりなのでなかなか気づきませんが、健康診断の尿検査で血尿やたんぱく尿（チャンス血尿、チャンスたんぱく尿）がみとめられ、偶然この病気が発見されることが少なくありません。または風邪をひいたときに肉眼的にもわかる血尿が出て発見されることもあります。

　軽症であれば、減塩や血圧管理などの生活習慣の改善で安定した状態を保てますが、中には20年以上もの年月をかけて末期腎不全に進行していく人もいます。

自己免疫疾患で起きる腎炎

　ループス腎炎とは全身性エリテマトーデス（SLE）という病気にともなって起きる腎炎です。SLEは、免疫のシステムがなぜか自分自身を攻撃してしまうことで、全身のあちこちに炎症が起きる自己免疫疾患と考えられています。そして自分自身の抗原とそれに対する抗体が結合した免疫複合体が糸球体に沈着し、そこで炎症が起きて、たんぱく尿、血尿（多くは顕微鏡的）などの症状が現れる腎炎を発症するのです。急に悪化したり腎不全に進行したりするのを抑えこむため、症状や腎障害の程度にあわせて、主にステロイド薬などによる治療が行われます。

試験に出る語句

IgA腎症
IgAが糸球体に沈着してメサンギウム領域に炎症を起こす。ほとんど無症状で、進行がゆっくりなため発見しにくい。

ループス腎炎
自己免疫疾患の全身性エリテマトーデスにともなう腎炎。

キーワード

IgA
5種類（IgG、IgM、IgA、IgD、IgE）ある免疫グロブリンの1つ。免疫グロブリンのImmunoglobulinを略してIgと書く。

チャンス血尿、チャンスたんぱく尿
健診などで偶然発見される血尿やたんぱく尿、またはそれによって病気の発見につながること。

ループス
SLEは systemic lupus erythematosus の 略 で、lupus（ループス）はラテン語で狼のこと。SLEにみられる特徴的な赤い斑点が狼の噛み跡のように見えたためこの名前がある。

自己免疫疾患
免疫が、本来攻撃する必要がない自分自身に対する抗体（自己抗体）をつくってしまうために起きる病気。

IgA 腎症

IgA 腎症は、免疫グロブリンの IgA が糸球体のメサンギウム領域に沈着し、そこで炎症を起こす病気。健康診断の尿検査で偶然発見されることも多い。

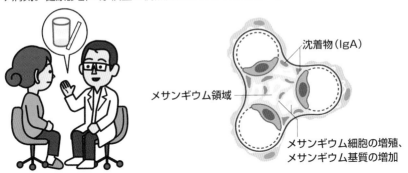

健康診断などで偶然発見されることも

糸球体のメサンギウム領域に IgA が沈着する

沈着物（IgA）

メサンギウム領域

メサンギウム細胞の増殖、メサンギウム基質の増加

ループス腎炎

自己免疫疾患の全身性エリテマトーデス（SLE）にともなって起きる腎炎。自己抗体による免疫複合体が糸球体に沈着し、炎症が起きる。

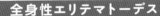

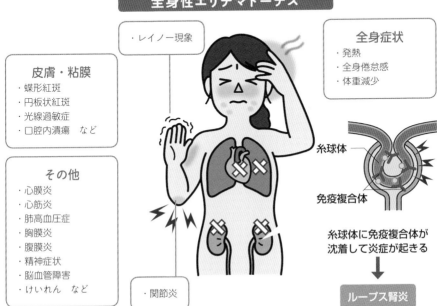

全身性エリテマトーデス

・レイノー現象

全身症状
・発熱
・全身倦怠感
・体重減少

皮膚・粘膜
・蝶形紅斑
・円板状紅斑
・光線過敏症
・口腔内潰瘍　など

その他
・心膜炎
・心筋炎
・肺高血圧症
・胸膜炎
・腹膜炎
・精神症状
・脳血管障害
・けいれん　など

・関節炎

糸球体

免疫複合体

糸球体に免疫複合体が沈着して炎症が起きる

ループス腎炎

163

腎・泌尿器の主な疾患

糖尿病性腎症

ポイント
- 糖尿病性腎症は糖尿病の合併症で、腎不全になることもある
- 高血糖によって血管が傷み、糸球体が障害を受ける
- 透析療法を開始する原因疾患の第1位である

糖尿病性腎症は糖尿病の三大合併症の1つ

糖尿病性腎症は糖尿病の合併症の1つです。糖尿病患者は増加傾向にあり、さらに腎症を発症する人も増えています。現在、透析療法を開始することになった原因疾患の第1位が糖尿病性腎症です。

糖尿病は、膵臓から分泌されるインスリンの作用不足で高血糖状態がつづく病気です。原因不明でインスリンが分泌されなくなる1型と、遺伝的な素因に生活習慣の問題などが重なって発症する2型に分けられ、患者の大半が2型です。多くは適切な治療や生活習慣の改善によって健康な人と同じように生活できますが、血糖値のコントロールが悪いと、腎症、網膜症、神経障害の糖尿病三大合併症や動脈硬化が進んでいきます。また感染しやすくなり、足にできた小さな傷が感染し、潰瘍や壊疽に発展して切断を余儀なくされるといったことも起こります。

糸球体が傷んで糸球体硬化と呼ばれる状態に

高血糖状態がつづくと全身の血管が傷んできます。そして血管のかたまりである糸球体にも傷害がおよびます。やがて糸球体基底膜が厚くなり、メサンギウム基質が増加して糸球体硬化と呼ばれる状態になり、糸球体が正常に機能しなくなっていきます。このような状態に至ると、腎臓が元どおりになることはありません。

腎症などの合併症は、生活の質を低下させ、患者を苦しめます。糖尿病の治療を確実に継続し、腎症などの合併症を予防することが何より大切です。

試験に出る語句

糖尿病性腎症
糖尿病の合併症の1つ。進行すると腎不全に至り、透析療法が必要になる。

糖尿病
インスリンの作用不足で高血糖の状態が長くつづく病気。原因不明でインスリンが出なくなる1型と、生活習慣病としての2型があり、大半は2型である。

キーワード

糖尿病三大合併症
腎症、網膜症、神経障害の3つ。高血糖によって全身の細い血管や神経が傷んでいくことで起きる。

糖尿病の合併症

高血糖の状態が長くつづく糖尿病では、全身の血管や神経が細胞の代謝障害によって傷んでくる。その結果、腎症、網膜症、神経障害の三大合併症や動脈硬化などの合併症が起きてくる。

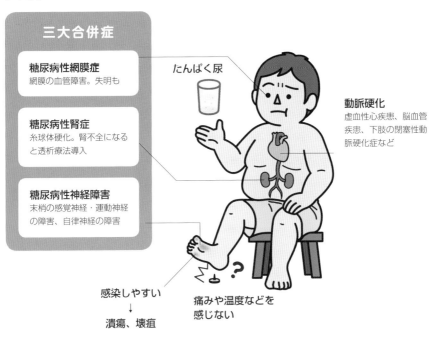

三大合併症

糖尿病性網膜症
網膜の血管障害。失明も

糖尿病性腎症
糸球体硬化。腎不全になると透析療法導入

糖尿病性神経障害
末梢の感覚神経・運動神経の障害、自律神経の障害

たんぱく尿

動脈硬化
虚血性心疾患、脳血管疾患、下肢の閉塞性動脈硬化症など

感染しやすい
↓
潰瘍、壊疽

痛みや温度などを感じない

糖尿病性腎症発症のメカニズム

高血糖と高血圧などによって糸球体の血管壁が傷んでいき、糸球体硬化と呼ばれる状態になる。

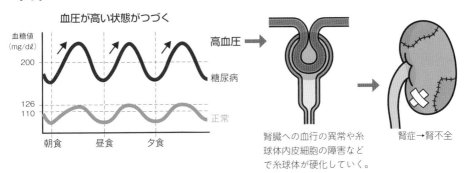

血圧が高い状態がつづく

血糖値
(mg/dℓ)

200

126
110

朝食　昼食　夕食

高血圧

糖尿病

正常

腎臓への血行の異常や糸球体内皮細胞の障害などで糸球体が硬化していく。

腎症→腎不全

痛風腎

ポイント

● 痛風腎は痛風や高尿酸血症にともなって起きる腎臓病
● 結晶になった尿酸が腎臓の髄質にたまって炎症を起こす
● 高尿酸血症を改善して、痛風腎を予防することが大切

尿酸の結晶が腎臓の髄質にたまって炎症を起こす

痛風腎は痛風や高尿酸血症にともなって起きる腎臓病です。尿酸（P.58参照）は核酸に含まれるプリン体の代謝産物で、これが血中に増えすぎた状態を高尿酸血症といいます。水に溶けにくい尿酸は過剰になると結晶をつくり、それが足の親指などからだのどこかにたまると炎症が起き、激痛が生じます。これが痛風です。

痛風腎は、尿酸の結晶が腎臓の髄質にたまって炎症が起きたものです。尿細管や集合管とその周囲の間質が傷んで機能が低下するため、原尿からからだに必要なものを再吸収するはたらきが低下します。痛風には高血圧が合併していることが多く、痛風腎と高血圧とが重なって腎機能が徐々に低下し、やがて腎不全に至ることがあります。

高尿酸血症を改善して痛風腎を予防する

健康診断などで高尿酸血症を指摘されたことがある人は、痛風腎の予防のためにも生活習慣の改善をはかりつつ、必要があれば薬物治療をつづけることが大切です。尿酸はアルカリ性の溶液のほうが溶けやすいので、尿をアルカリ性にすると尿に溶け出る量を増やすことができます。そのためクエン酸製剤が処方されるほか、野菜や果物、海藻などを多く摂るのも効果的です。ただし野菜などの中には摂りすぎに注意が必要なものがあるので、医師や管理栄養士の指導に従ってください。同時に尿量が濃くならないように十分に水分をとることも大切です。また定期的な腎機能のチェックを怠らないようにしましょう。

試験に出る語句

痛風腎
痛風や高尿酸血症にともなって起きる腎臓病。結晶になった尿酸が腎臓の髄質にたまって炎症を起こす。進行すると腎不全に至る。

痛風
血中で結晶になった尿酸がからだのどこかにたまり、そこで炎症を起こしたもの。足の親指にたまることが多く、歩けなくなるほどの激痛をともなう。

高尿酸血症
血中の尿酸の値が7.0mg/dℓを超えたもの。尿酸値が高いだけでは無症状のこともある。

尿酸
核酸に含まれるプリン体の代謝産物。水に溶けにくく、血中に増えると結晶になり、からだのどこかにたまってそこで炎症を起こすのが痛風。

✓ メモ

痛風の名称の由来
風が吹いただけでも刺激になって痛むほど激痛であることからこの名前がついたとされる。

尿酸がたまりやすい場所と痛風腎

血中濃度が高くなって結晶をつくった尿酸は、足の親指の付け根などの関節部分にたまりやすい。腎臓の髄質に尿酸の結晶がたまって炎症が起きたのが痛風腎である。

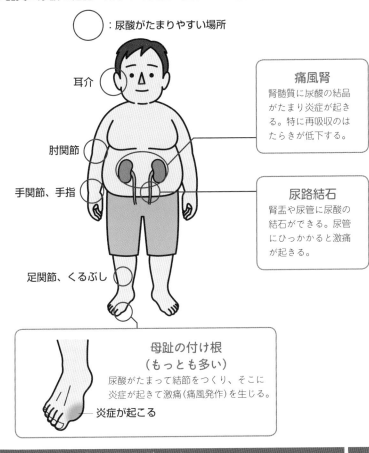

◯：尿酸がたまりやすい場所

耳介

肘関節

手関節、手指

足関節、くるぶし

痛風腎
腎髄質に尿酸の結晶がたまり炎症が起きる。特に再吸収のはたらきが低下する。

尿路結石
腎盂や尿管に尿酸の結石ができる。尿管にひっかかると激痛が起きる。

母趾の付け根
（もっとも多い）
尿酸がたまって結節をつくり、そこに炎症が起きて激痛（痛風発作）を生じる。

炎症が起こる

痛風腎予防のために

プリン体が多い食品を控える。尿に溶け出る量を増やすため野菜など尿をアルカリ性にする食品を積極的に摂り、水分を十分に摂取する。

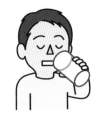

野菜や果物をしっかりとり、十分に水分をとる。

167

腎硬化症

- 一般的には慢性の高血圧による高血圧性腎硬化症を指す
- 高度な高血圧によって急速に悪化する悪性腎硬化症もある
- 高血圧は無症状でも早期治療と定期的な健康チェックが大切

慢性的な高血圧で腎臓が傷んでいく

　腎硬化症は高血圧によって腎機能に障害が起きる病気です。一般的には長年にわたる高血圧で腎臓の血管に負担がかかり、腎小体の輸入細動脈や糸球体、尿細管や間質が萎縮、線維化して腎臓が硬くなってしまう高血圧性腎硬化症を指します。腎硬化症には、拡張期血圧が130mmHgを超えるほどの高度の高血圧によって腎障害が起き、急速に悪化する悪性腎硬化症もあります。

　高血圧性腎硬化症の場合、慢性の高血圧が原因で進行もゆっくりなため、腎障害の症状も出にくく、自分では気づかないことも少なくありません。健康診断などで血圧が高めと指摘された場合は放置せず、医師の指示に従って生活習慣を改善するとともに、必要があれば早めに薬物治療を開始することが大切です。そして定期的に腎機能をチェックするようにしましょう。

慢性腎臓病としての治療と高血圧の治療を行う

　腎機能が低下してきた場合、慢性腎臓病（CKD、P.152参照）として対処することになります。たんぱく尿の程度と糸球体濾過量を評価して重症度を判定し、それに応じた治療を行います。

　一方で原因となっている血圧の管理も欠かせません。自宅や職場でも血圧を測定し、その変化を記録します。また降圧薬を内服するとともに、塩分制限などの食生活の改善、適度な運動の習慣化や日常活動量の増加、肥満解消、節酒、禁煙などの生活改善をはかります。

📖 **試験に出る語句**

腎硬化症
高血圧によって腎臓が障害されていく病気。一般には慢性的な高血圧によってゆるやかに進行する高血圧性腎硬化症を指す。高度な高血圧によって急速に進行する悪性腎硬化症もある。

高血圧性腎硬化症
慢性的な高血圧によって腎臓の血管やネフロンが傷み、腎臓が硬く変化していく。腎機能が低下して慢性腎臓病の状態になる。

悪性腎硬化症
拡張期血圧が130mmHgを超える高度の高血圧にともなって腎障害が急速に悪化するもの。適切な治療を行わないと腎不全に至る。

 キーワード

高血圧
一般的には収縮期/拡張期血圧が140/90mmHgを超えるもののこと。大半は原因不明の本態性高血圧。腎障害自体も高血圧の原因となる。

高血圧が腎臓を傷める

高血圧によって腎臓内の動脈にも動脈硬化が進み、輸入細動脈から糸球体への血流が減り、糸球体や尿細管、間質が傷んでいく。

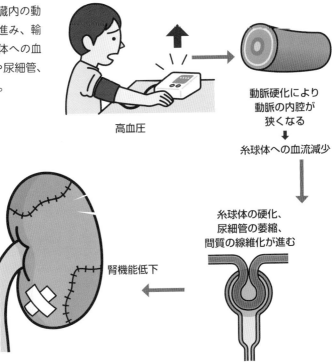

高血圧

動脈硬化により
動脈の内腔が
狭くなる

↓

糸球体への血流減少

↓

糸球体の硬化、
尿細管の萎縮、
間質の線維化が進む

腎機能低下 ←

腎硬化症の治療

腎障害の程度を評価し、慢性腎臓病としての治療を行うとともに、降圧薬の内服や生活習慣の改善など高血圧の治療を行う。

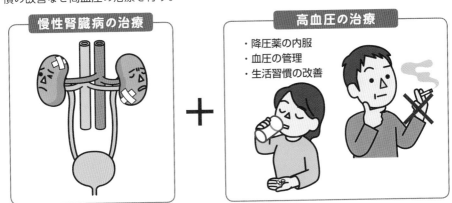

慢性腎臓病の治療

高血圧の治療

・降圧薬の内服
・血圧の管理
・生活習慣の改善

腎・泌尿器の
主な疾患

虚血性腎症・腎梗塞

ポイント

● 腎動脈の狭窄で腎臓への血流が減る虚血性腎症は進行性
● 虚血性腎症では、腎臓が血圧を上げようとレニンを出す
● 腎動脈やその先の動脈のどこかがつまるのが腎梗塞

腎動脈の狭窄で腎臓への血流が減ると…

　虚血性腎症は、腎動脈が動脈硬化によって狭窄し、腎臓
への血流が減って腎機能が悪化する進行性の病気です。動
脈硬化の進行にともないじわじわと悪化するため、自覚症
状が現れにくく、尿検査でも際立った異常がみとめられな
いことがあります。腎機能の低下とその程度は、血清クレ
アチニン値の上昇などの検査データで確認します。また多
くの場合、血流が減った腎臓が血流を増やそうと分泌する
レニン（P.86参照）によって血圧が上がりますが、血圧の
上昇がみられないケースもあります。

　虚血性腎症の治療の基本は血圧のコントロールです。血
圧のコンロールが難しく、腎機能が低下していく場合は、
狭窄している腎動脈を広げる手術を行うことがあります。

腎臓に血液を送る動脈のどこかがつまると…

　腎動脈やそこから分岐して細くなっていく動脈のどこか
が突然つまるものを腎梗塞といいます。腎臓の動脈は終動
脈（P.28参照）で迂回路がないため、どこかがつまるとそ
の先に血液が行かなくなって組織がダメになってしまい
ます。心臓がけいれんしたようになって不整脈が起こる心
房細動や、感染による心内膜炎、外傷などによって生じた
血液やコレステロールなどのかたまり（血栓）が、上流か
ら流れてきて腎臓の動脈につまるのです。発症すると側腹
部の激痛と吐き気や嘔吐、血尿やたんぱく尿がみられます。
血栓溶解療法などでつまったかたまりを溶かす治療や、そ
れで効果がなければ手術をすることがあります。

 試験に出る語句

虚血性腎症
腎動脈の狭窄で腎臓への血
流が減って腎機能が低下し
ていく進行性の病気。腎臓
が血流を増やそうとレニン
を出すため血圧が上がる。

腎梗塞
腎動脈やそこから分岐した
動脈のどこかがつまり、そ
の先に血流が届かなくなっ
て組織が壊死するもの。

🔒 **キーワード**

虚血
臓器やその一部に必要な血
液が届かなくなった状態の
こと。細胞に酸素や栄養が
届かなくなり、機能が著し
く低下するか壊死する。

終動脈
動脈の枝どうしに吻合と呼
ばれるバイパスがない動脈。
どこかがつまるとその先に
血液が行かなくなって組織
が壊死する。

虚血性腎症

発症のメカニズム

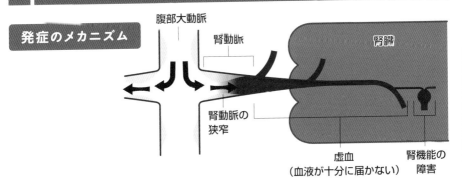

腹部大動脈
腎動脈
腎臓
腎動脈の狭窄
虚血（血液が十分に届かない）
腎機能の障害

腎動脈の狭窄で、腎臓に十分な血液が届かなくなり、腎機能が低下していく。進行性。自覚症状や尿検査による異常に乏しい。

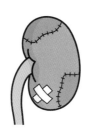

主な症状

・進行性の腎機能低下
・腹部の血管雑音
・コントロールが難しい高血圧
・自覚症状や尿検査での
　異常に乏しい

腎梗塞

発症のメカニズム

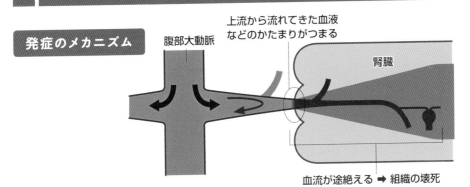

上流から流れてきた血液などのかたまりがつまる
腹部大動脈
腎臓
血流が途絶える ➡ 組織の壊死

腎動脈やそこから分岐した動脈のどこかに血のかたまりなどがつまり、その先に血液が行かなくなって組織が壊死する。激しい側腹部痛などの症状が現れる。

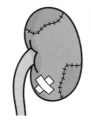

主な症状

・吐き気や嘔吐
・激しい側腹部痛
・高血圧（一過性）
・血尿やたんぱく尿

多発性嚢胞腎

ポイント
● 大人になって発見される常染色体優性多発性嚢胞腎
● 生まれてすぐ亡くなることもある常染色体劣性多発性嚢胞腎
● 根治療法はなく、腎不全に至ったら透析療法か腎移植

大人になってから発見される嚢胞腎

　嚢胞とは中に水のようなものが入った袋のことで、これが腎臓にたくさんできるのが多発性嚢胞腎です。遺伝子の異常による病気で、常染色体優性多発性嚢胞腎と常染色体劣性多発性嚢胞腎があります。

　常染色体優性多発性嚢胞腎は、30～40代頃まではほぼ無症状です。発見のきっかけは、人間ドックなどの健診のほか、嚢胞からの出血による突然の肉眼的血尿、腎機能の低下によるたんぱく尿や高血圧などです。

　徐々に嚢胞が増えて大きくなり、腎臓の機能が低下していき、やがて腎不全に至り透析療法が必要になることも少なくありません。また肝臓や膵臓の嚢胞のほか、脳動脈瘤を合併していることが多く、脳溢血（クモ膜下出血）を発症することがあります。治療は、血圧のコントロールをしながら脳溢血など合併症への対策を行うのが基本です。

生まれてすぐ亡くなることも多い嚢胞腎

　常染色体劣性多発性嚢胞腎は胎児期から発症する病気です。両方の腎臓に2mm以内の小さな嚢胞がびっしりできて、腎臓は大きく腫れ、腎臓本来の組織は線維化してしまいます。肺低形成（胎児期の肺の形成が不十分）や肝臓・胆嚢の線維化などの異常を合併していることも少なくありません。この病気では生まれてすぐに亡くなることがあります。また肺低形成が軽く長く生きられる場合も根治療法はないため、腎不全や肝障害などの対症療法をつづけながら、腎移植や肝移植を検討することになります。

 試験に出る語句

多発性嚢胞腎
腎臓にたくさんの嚢胞ができる病気。遺伝子の異常で常染色体の優性遺伝のものと劣性遺伝のものがある。

常染色体優性多発性嚢胞腎
成人して発見されることが多い。優性遺伝による嚢胞腎。徐々に進行して腎不全に至ることも多い。脳動脈瘤の合併で脳溢血を起こすことがある。

常染色体劣性多発性嚢胞腎
胎児期から発症する。劣性遺伝の嚢胞腎。生まれてすぐ死亡することも多い。肺低形成が軽い場合は長く生きられることがある。肝障害をともなうことが多い。

 キーワード

常染色体
性を決めるXとYの性染色体以外の染色体。22対。

優性、劣性
優性（遺伝）は両親の遺伝子のどちらかに異常があると発症するもの。劣性（遺伝）は両親の遺伝子の両方ともに異常があると発症するもの。劣勢のほうが発症率は低い。

多発性嚢胞腎の種類と特徴

成人になってから発見されることが多い常染色体優性多発性嚢胞腎と、胎児期から出生時に判明する常染色体劣性多発性嚢胞腎がある。いずれも遺伝子の異常によるもので遺伝性の疾患である。

	常染色体優性多発性嚢胞腎	常染色体劣性多発性嚢胞腎
嚢胞	●嚢胞の大きさはさまざま（最大でも数cm） ●腎臓の表面は凸凹している	●2mm以内の小さい嚢胞が放射状に多発 ●腎臓の表面の凸凹は小さい
経過	●30〜40歳頃までは無症状 ●40歳前後に発見されることが多い（血尿、腰痛、たんぱく尿、高血圧など） ●60歳頃までに半分の人が末期腎不全になる	●胎児期〜生まれてすぐに判明 ●生まれてすぐ亡くなることも多い ●肺低形成が軽ければ生存できるが、やがて末期腎不全にいたる
合併症	●肝嚢胞、膵嚢胞 ●脳動脈瘤 　→高血圧により脳溢血を発症し死亡することがある ●大腸憩室、僧帽弁閉鎖不全症	（長期に生存した場合） ●肝臓の線維化、胆管の形態異常 　→門脈圧亢進、食道静脈瘤、肝脾腫など ●腎不全、高血圧、浮腫、低身長
治療	●高血圧の治療と管理 ●合併症のコントロール ●腎不全になった場合は透析療法や腎移植	●腎不全になった場合は透析療法や腎移植 ●肝線維症がある場合は肝移植を検討

COLUMN ## 先天性の腎臓の病気「馬蹄腎」

　馬蹄とは馬のひづめのこと。左右の腎臓が下の部分でつながっていて馬蹄のような形になっている先天性の病気です。尿管が、腎臓のつながった部分と血管との間に挟まれて尿が通りにくくなり、水腎症や尿管結石、尿路感染症などを起こすことがあります。症状が軽ければ治療の必要はありませんが、重い場合は手術を行うことがあります。

腎がん

- 近位尿細管の細胞からできる上皮性悪性腫瘍
- がん検診や別の画像検査などで偶然発見されることが多い
- 化学療法や放射線療法には抵抗性で、切除が治療の基本

血尿などの症状が現れたときは進行がん

　腎がんは腎臓にできるがんで腎細胞がんともいいます。がんは近位尿細管の細胞から発生します。

　ほかのがんと同じように早期の段階では症状は現れません。ある程度進行すると肉眼的血尿、腰背部痛、腹部腫瘤といった古典的三徴と呼ばれる症状がみられるようになりますが、これらの症状が現れたときはすでに進行がんになっている可能性が高いといわれています。さらに進行するとほかの臓器に転移します。転移は血行性で、肺、脳、肝臓、骨などへの転移が多くみられます。

　男性の場合、がんが原因で陰嚢に不快感や痛みを感じることがあります。がんが腎静脈の中に突出したり、がんでふくらんだ腎臓が精巣静脈を圧迫したりして精巣静脈の血流が滞り、陰嚢の静脈に静脈瘤を生じるからです。この症状は血管の走行の特徴からほぼ左側に起きます。

転移がなければ切除が基本

　最近は古典的三徴がきっかけで見つかるよりも、がん検診や別の目的での画像検査で発見される例が増えています。腎がんとわかったら、各種の検査でがんの大きさや場所、転移の有無などを調べてステージを判定します。

　従来の抗がん薬による化学療法や放射線療法は効果がみられないので、転移がなければ手術で腎臓を丸ごと、または部分的に切除します。手術ができない場合は、分子標的薬や免疫チェックポイント阻害薬といった新しいがん治療薬による治療が行われます。

 試験に出る語句

腎がん、腎細胞がん
腎臓の近位尿細管由来のがん。早期では無症状だが、進行すると肉眼的血尿、腰背部痛、腹部腫瘤の古典的三徴などの症状が現れる。

 キーワード

上皮性悪性腫瘍
いわゆるがんのこと。悪性腫瘍は上皮性と非上皮性に分けられる。上皮性がんには食道がん、胃がん、膀胱がん、肺がんなどがある。非上皮性がんには、各種の肉腫や血液のがんと呼ばれる白血病などが含まれる。

抵抗性
治療に対して抵抗性というのは、その治療では効果は期待できないということ。効かない。

血行性（転移）
がん細胞が遠隔地に転移するとき、血流に乗って転移するもの。リンパ管に入って転移するものはリンパ行性という。

腎がんの症状

早期では無症状で、がん検診や別の目的で行った画像検査などで発見されることが多い。進行がんになると古典的三徴と呼ばれる症状や全身症状などが現れる。

無症状の早期

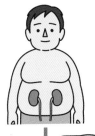

進行がん

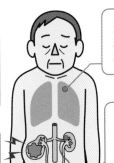

古典的三徴
肉眼的血尿、腰背部痛、腹部腫瘤

遠隔転移
肺、脳、肝臓、骨など

陰嚢の静脈瘤
陰嚢の不快感、痛み

全身症状
体重減少、全身倦怠感、発熱など

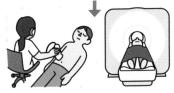

がん検診や別の目的の検査で発見

陰嚢に静脈瘤ができるメカニズム

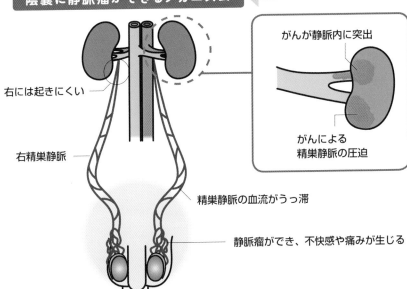

がんが静脈内に突出

右には起きにくい

がんによる精巣静脈の圧迫

右精巣静脈

精巣静脈の血流がうっ滞

静脈瘤ができ、不快感や痛みが生じる

175

尿路結石・尿管結石

ポイント
- 尿路のどこかで尿の成分が石になったものを尿路結石という
- 石が管の部分にひっかかり、尿がせき止められると痛みが出る
- 突然の激痛で知られる尿管結石は、男性に多く再発しやすい

腎盂から尿道のどこかに石がある尿路結石

尿路のどこかで尿の成分がかたまって石のようになったものを尿路結石といいます。石になるのはカルシウムやマグネシウム、尿酸などで、できた石の成分やあった場所などによって石ができた背景などが推測できます。

石が腎盂と尿管にあるものを上部尿路結石、膀胱と尿道にあるものを下部尿路結石といいます。スペースが広い腎盂や膀胱に小さい石があるだけなら症状は現れませんが、ある程度の大きさになった石が細いところにひっかかると、激痛などの症状が現れます。

突然腰や脇腹に激痛が走る尿管結石

上部尿路結石のうち尿管に石がひっかかる尿管結石では、突然腰や脇腹、下腹部に激しい痛みが生じ、吐き気や嘔吐、冷や汗をともないます。血尿は顕微鏡的にはあきらかで、肉眼的血尿になることもあります。30〜40代の男性に多く、再発しやすいのが特徴です。

多くは腎盂でできた石が尿管の生理的狭窄部（P.44参照）にひっかかったものです。上流から流れてくる尿がせき止められ、尿管や腎盂が拡張して水腎症と呼ばれる状態になり、痛みが生じます。

まず鎮痛薬で痛みをやわらげます。石が1cm未満であれば、石が溶けやすくなるような薬を投与し、水をたくさん飲み、ジャンプをして石を膀胱へ落とします。それで効果がない場合は、内視鏡で取り除く方法や、からだの外から衝撃波を当てて石を砕く方法で取り除きます。

 試験に出る語句

尿路結石
尿路のどこかで尿の成分が石になったもの。腎盂でできたものを腎結石、尿管にひっかかったものを尿管結石、膀胱内にあるものを膀胱結石、尿道につまったものを尿道結石という。

尿管結石
尿路結石のうち尿管に石がつまったもの。生理的狭窄部にひっかかりやすい。突然腰背部や脇腹に激痛が走る。

 キーワード

尿管の生理的狭窄部
尿管の少し狭くなっている部分。腎盂から尿管への移行部、総腸骨動脈と交差する部分、膀胱に入る部分の3箇所。

結石の成分
シュウ酸カルシウム、リン酸カルシウム、リン酸マグネシウムアンモニウム、尿酸などがある。上部尿路結石ではカルシウムを含むものが大半を占める。

 メモ

尿路結石の再発予防
尿路結石は生活習慣の問題が要因になるため再発しやすい。水をよく飲む、尿を石ができにくい成分にするなどの予防が大切。

尿路結石の種類と特徴

上部尿路結石	腎結石	●症状は現れにくい ●大きくなると珊瑚様の形になる ●尿がせき止められると激痛 ●体外から衝撃波を当てて砕く方法などで治療	石がある場所によって4つに分類される。尿路結石の96％は上部尿路結石である。部位によって石の形にも特徴がある。
	尿管結石	●生理的狭窄部にひっかかると激痛や血尿が生じる ●形はこんぺいとう様 ●薬物や飲水、運動などで自然排出をはかる ●自然に出なければ衝撃波や内視鏡を使って除去	
下部尿路結石	膀胱結石	●血尿、排尿痛が起きることも。尿道側につまると尿閉 ●大型で丸のある石 ●自然に出なければ尿道側から内視鏡で石を除去する	
	尿道結石	●血尿、尿線途絶、尿閉、痛みなどの症状 ●自然に出なければ尿道側から内視鏡で石を除去する	

尿管結石の症状と予防

尿管結石は突然の疝痛発作で始まることが多い。再発しやすいので予防する必要がある。できた石のタイプによって対策が違うことがあるので、医師等の指導を受けることが大切。

尿管結石の症状

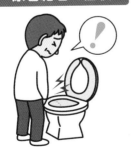

・石が生理的狭窄部などにひっかかると症状が現れる
・血尿。顕微鏡的血尿は必ず。疼痛発作時は肉眼的血尿が出ることも
・腰背部痛、脇腹の痛み、下腹部痛など激痛が周期的につづく（疝痛発作）
・吐き気や嘔吐、冷や汗をともなう
・背中の叩打痛

尿管結石の予防

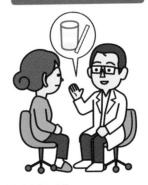

・水分を十分にとる
・野菜多めのバランスのよい食事を心がける
・医師の指導を守る

腎盂腎炎

ポイント
- 主に大腸菌が腎盂に感染することで起き、高熱が出る
- 尿道が短く、尿道口が肛門に近い女性に多い
- 抗菌薬で治るが、治癒後は再発しないよう予防が大切

尿道口からの大腸菌の上行性感染が原因

　腎盂腎炎とは、腎盂に細菌が侵入して腎臓にまで炎症がひろがる病気です。大半は尿道から入った細菌が膀胱、尿管、腎盂へと入り込む上行性感染ですが、まれに血流に乗って腎臓に細菌が到達する血行性感染もあります。原因菌の大半は肛門からの大腸菌です。

　普通、膀胱から上の尿路には細菌はいません。それは排尿のたびに流されてしまうからです。しかし尿道が短く、尿道口が肛門に近い女性は尿道から細菌が入り込みやすく、上行性感染に至る機会も多いのです。また月経中や性交後、膀胱や尿管が圧迫されて尿の流れが滞りがちな妊娠中などは、細菌感染のリスクが高まります。したがってこの病気は圧倒的に女性に多いのです。膀胱炎につづいて発症することがある一方で、膀胱炎の発症がなくいきなり腎盂腎炎を発症することもあります。

高熱と腰背部痛、膿尿などの症状が現れる

　特徴的な症状は高熱で、悪寒、戦慄をともないます。腎盂の炎症により、腰背部痛や背中の叩打痛が現れます。尿検査では膿尿や細菌尿が、血液検査では白血球数の増加など感染を示す結果がみとめられます。

　抗菌薬の投与で治りますが、完治するまでしっかり薬を飲む必要があります。病気の特性から繰り返すことがあり、日頃からの予防が大切です。また繰り返す人や子ども、高齢者では、腎臓や尿路に結石や腫瘍などの病気が隠れていることがあり、専門医の診察が必要です。

試験に出る語句

腎盂腎炎
腎盂に起きる感染症。主に尿道口からの大腸菌の上行性感染で、血行性感染もまれにある。高熱が出るのが特徴。抗菌薬で治るが、繰り返すケースもある。

上行性感染
細菌などが下流から上流にさかのぼって感染するもの。尿道口から細菌が入って膀胱、尿管とさかのぼり、腎盂に感染するのも一例。

大腸菌
腸内に常在する菌。便の中にも多く、通常でも肛門周囲などからだのあちこちに存在する。尿路に入り込むと膀胱炎や腎盂腎炎といった感染症を引き起こす。

メモ

腎盂腎炎の予防には外陰を清潔に保つこと、常に水分を多くとり、尿意を我慢しないことが大切。

腎盂腎炎は上行性感染が多い

大腸菌が尿道口から侵入し、上行性感染を起こす場合が多い。まれに血行性の感染もある。膀胱炎につづいて起きることが多いが、膀胱炎がないケースもある。

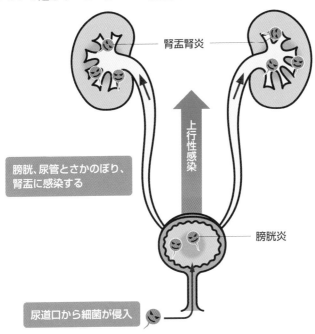

腎盂腎炎

上行性感染

膀胱、尿管とさかのぼり、腎盂に感染する

膀胱炎

尿道口から細菌が侵入

腎盂腎炎の症状

高熱が出るのが特徴。悪寒、戦慄をともなうほど強い全身症状が現れる。血液検査で白血球数の増加など感染を示す結果が得られる。

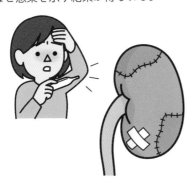

・発熱（高熱）
　悪寒、戦慄
・膀胱炎の症状
　排尿痛、頻尿など
・腰背部痛、背中の叩打痛
・尿検査
　膿尿、細菌尿
・血液検査
　白血球の増加、CRP（C反応性たんぱく）の上昇など

腎・泌尿器の
主な疾患

前立腺肥大症、前立腺がん

ポイント
● 前立腺肥大は排尿困難の有無と程度が問題になる
● 前立腺がんは50歳以上になると増えてくる
● 前立腺がんは血液検査のPSAの上昇で発見できる

前立腺肥大症の問題は排尿困難の程度

　前立腺は、膀胱の下部にある栗の実のような大きさと形の組織です。この前立腺が大きくなって尿道が圧迫され、尿勢低下、尿線途絶（P.132参照）、残尿、頻尿（特に夜間頻尿）などの症状が現れるのが前立腺肥大症です。また尿道が完全に閉塞すると尿閉になります。

　悪性腫瘍ではないため問題は肥大そのものよりむしろ、排尿困難や尿閉などの不具合です。不快な症状がつづいて生活の質が低下するだけでなく、進行して尿閉がつづくと水腎症に発展し、腎機能が低下することがあるため放置するべきではありません。治療は薬物治療が基本で、うまく改善しない場合は前立腺切除などの手術を行います。

前立腺がんは血液検査で早期発見

　前立腺がんは50歳以上になると増えてきます。ほかのがんと同様、早期の段階では無症状で、進行して尿道を圧迫するようになると、排尿困難や残尿感など前立腺肥大症と似た症状が現れます。がんからの出血で血尿がみられ、がんの増殖で尿管がつまると水腎症（P.130参照）となり、やがて腎機能が低下して腎不全に至ります。また転移を起こすと、痛みや骨折などさまざまな症状が現れます。

　前立腺がんは、がんや炎症で前立腺の上皮細胞が壊れると中から出てきて血中に増えるPSA（前立腺特異抗原）の値を調べることで発見できます。詳しい検査でがんの大きさやひろがり、悪性度を評価し、それにあわせて手術、放射線療法、ホルモン療法などによる治療を行います。

試験に出る語句

前立腺
膀胱の下部にあり、尿道をとりまくように位置する栗の実のような形の組織。前立腺液を分泌する。

前立腺肥大症
前立腺が大きくなり、尿道を圧迫する。男性ホルモンなどの影響によるもの。前立腺は加齢とともに大きくなる傾向があり、80代の人では90%に肥大が見られる。問題は排尿困難などがあるかどうかである。

PSA（前立腺特異抗原）
前立腺上皮細胞がつくる糖たんぱく質で、精液を液状化する酵素。通常は尿道へとつながる腺腔に出るので、血中に入るのはわずかだが、がんや炎症などで前立腺の細胞が壊れると血中に増加する。

メモ

悪性度の低い前立腺がん
前立腺がんの中には悪性が低く、定期的な検査で経過を観察するだけで放置しても問題ないタイプのものがある。

前立腺肥大症の症状

大きくなった前立腺によって尿道が圧迫されて排尿障害が起きる。尿線途絶、尿勢低下や夜間頻尿などの症状から、残尿が多くなり、排尿困難が悪化、尿閉に至ると水腎症や腎機能低下につながるおそれがある。

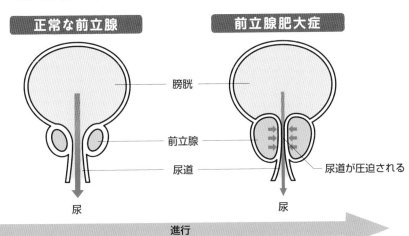

正常な前立腺　　　**前立腺肥大症**

膀胱

前立腺

尿道　　　　尿道が圧迫される

尿　　　　　尿

進行

（症状）
夜間頻尿

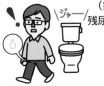
ジャー
（症状）
残尿の増加

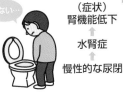
出ない…
（症状）
腎機能低下
↑
水腎症
↑
慢性的な尿閉

前立腺がんの症状

早期では無症状だが、がんが尿道や膀胱、尿管にひろがると排尿困難や夜間頻尿、血尿などの症状が現れるほか、尿管を閉塞すると水腎症から腎機能低下をきたす。骨などほかの臓器に転移すると痛みなどさまざまな症状が現れる。

進行

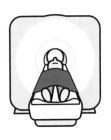

尿道口から細菌が侵入	尿道や膀胱へ浸潤	転移
前立腺の中に限局または被膜に浸潤	排尿困難、尿閉、血尿、残尿感、夜間頻尿など。尿管に浸潤すると水腎症も	ほかの臓器などに転移。痛み、骨折、貧血などさまざまな症状が現れる

膀胱炎・尿道炎

ポイント
● 膀胱炎の多くは大腸菌による上行性感染で、女性に多い
● 尿道炎は淋菌やクラミジアなどによる性感染症
● 淋菌感染は男性では尿道に、女性は腟や子宮に生じる

膀胱炎は女性に多く繰り返しがち

　膀胱炎は、大半が尿道口から大腸菌が入り込む上行性感染で、女性に多い病気です。性交渉が関係していることが多く、ストレスや疲労、寒冷なども要因になります。

　排尿時、特に終わりのところで強い排尿痛があるのが特徴です。残尿感や下腹部の不快感、頻尿などの症状がみられ、尿が混濁します。また肉眼的血尿が出ることもあります。腎盂腎炎のような発熱はみられません。

　抗菌薬で治りますが、繰り返すことも少なくありません。ふだんから十分に水分をとり、尿意をがまんしないこと、外陰を清潔に保つこと、ストレスや疲労を解消することなど、予防に努めることが大切です。

尿道炎は淋菌感染などの性感染症で男性に多い

　尿道炎は膀胱炎とは様相が違います。大腸菌などのもともとからだについている一般的な細菌による感染はむしろまれで、淋菌やクラミジアによるものが多くを占め、性交渉によってうつる性感染症に位置付けられています。また淋菌などの感染症の場合、女性では症状があまりみられないか、腟や子宮の感染症になる傾向があります。

　淋菌性尿道炎と非淋菌性尿道炎に分けられますが、複数の原因微生物による混合感染も少なくありません。原因によって症状に違いはあるものの、排尿痛や尿道分泌物の増加といった症状は似ています。パートナーとの間でうつしうつされることになるので、いっしょに抗菌薬を服用して治療する必要があります。

膀胱炎とは

多くは一般的な大腸菌による上行性感染で、女性に多い。排尿痛などの症状が現れる。発熱はない。抗菌薬で治るが、生活習慣を変えないと繰り返すことがある。

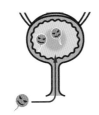

大腸菌などの上行性感染

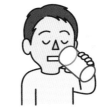

水分を十分にとるなど予防が大切

主な症状

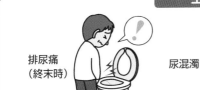

排尿痛
（終末時）

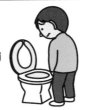

尿混濁

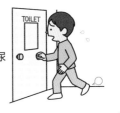

頻尿

尿道炎とは

多くは淋菌やクラミジアなどによる性感染症。女性の場合は、尿道炎ではなく腟や子宮への感染になる。パートナーといっしょに治療を受けることが大切である。

男性の場合

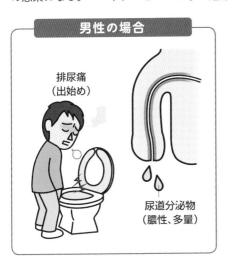

排尿痛
（出始め）

尿道分泌物
（膿性、多量）

女性の場合（淋菌感染）

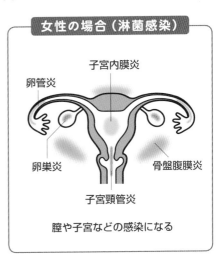

子宮内膜炎

卵管炎

卵巣炎

骨盤腹膜炎

子宮頸管炎

腟や子宮などの感染になる

膀胱がん

ポイント
- 膀胱がんは男性に多く、喫煙が最も重要なリスク因子である
- がんの膀胱壁への深達度で治療方針が決まる
- 粘膜にとどまっていれば、膀胱鏡での切除が可能

喫煙、化学物質、慢性の炎症などが要因

　膀胱がんは高齢の男性に多いがんです。膀胱がんのリスク因子としてもっとも重要なものの1つが喫煙です。喫煙者の膀胱がん発症リスクは非喫煙者の2〜5倍です。また特別な職業の人が扱う化学物質や一部の医薬品が膀胱がんの原因になることがわかっています。膀胱結石や神経因性膀胱などによる慢性の膀胱炎もがん発生の要因です。

　早期では自覚症状はありません。がんから出血し、肉眼的血尿や顕微鏡的血尿が生じてがん発見につながることがあります。進行すると、膀胱が刺激されて起きる排尿痛や頻尿など、尿路の圧迫・閉塞で起きる排尿困難や水腎症などが生じ、別の臓器などに転移した場合は、その場所の痛みなどさまざまな症状が現れることになります。

がんが筋層に達しているか否かが重要

　膀胱鏡を膀胱に入れて粘膜を観察するとともに、がんと思しき部分の組織を採取して詳しく検査します。またMRIやCTなどの画像診断で、転移やほかのがんの合併（メモ参照）の有無や程度を調べます。がんが膀胱壁のどこまで深く入り込んでいるか（深達度）は、治療方針を立てるうえで重要です。がんが筋層に達していなければ、尿道から入れた膀胱鏡で切除する経尿道的膀胱腫瘍切除術が可能です。がんが膀胱の筋層まで深く浸潤している場合は、膀胱をすべて切除することになります。手術ができないほど進行している場合は、化学療法や免疫チェックポイント阻害薬による治療、放射線療法などを行います。

試験に出る語句

膀胱がん
膀胱にできるがんで移行上皮がんがある。高齢男性に多く、喫煙はリスク因子。がんの深達度で治療方針が決まり、筋層に達していれば膀胱の全摘出術になる。

キーワード

経尿道的膀胱腫瘍切除術
TURBTという。尿道に膀胱鏡を入れ、これを通してがんがある粘膜を切り取る方法。がんが粘膜にとどまっている場合のみ選択される。

浸潤
がん細胞が、滲むようにして組織にもぐりこみ、ひろがること。

メモ

上部尿路のがんの合併
膀胱がんには腎盂や尿管のがんを合併しているケースが少なくないため、必ずCTなどの画像診断でそれらを確認する。

膀胱がんの症状

早期では無症状。がんからの出血による血尿で発見されることがある。頻尿などの膀胱の刺激症状や、進行すると尿路の閉塞による症状や全身症状、転移部の痛みなどが現れる。

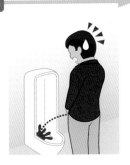

発見のきっかけ

血尿
・肉眼的血尿
・顕微鏡的血尿

膀胱刺激症状
・頻尿
・排尿痛

進行すると

尿路の閉塞
・排尿困難
・水腎症
・排尿痛など

全身症状
・体重減少
・転移したところの痛みなど

膀胱がんの深達度と治療の選択

がんが粘膜にとどまっていれば膀胱鏡での切除が可能。筋層に到達し、骨盤や腹腔には達していなければ、膀胱の全摘出術が選択される。

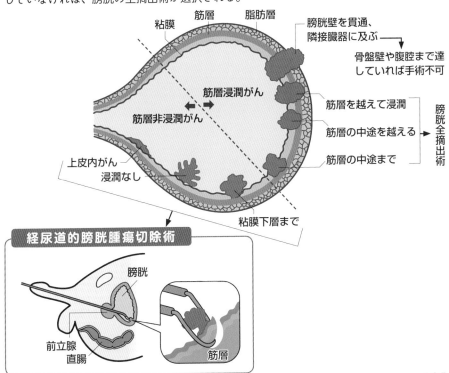

粘膜　筋層　脂肪層

膀胱壁を貫通、隣接臓器に及ぶ —— 骨盤壁や腹腔まで達していれば手術不可

筋層浸潤がん

筋層非浸潤がん

上皮内がん

浸潤なし

筋層を越えて浸潤
筋層の中途を越える
筋層の中途まで

膀胱全摘出術

粘膜下層まで

経尿道的膀胱腫瘍切除術

膀胱
前立腺
直腸
筋層

索引

【監修者紹介】

東間 紘 (とうま・ひろし)

1940年福岡市生まれ。1945年福岡市大空襲で焼け出され、長崎県北松浦郡鹿町町に疎開、少年時代を風光明媚な九十九島の炭鉱町で過ごす。

1966年、九州大学医学部卒、同大学泌尿器科教室入局

1972年、東京女子医科大学人工腎臓センター助手

1987年、東京女子医科大学腎臓病総合医療センター泌尿器科教授

2002年、東京女子医科大学病院病院長

2006年、東京女子医科大学名誉教授

2009年、戸田中央総合病院名誉院長

2018年、戸田中央総合病院特任顧問

編集	有限会社ヴュー企画（山本大輔・志田良子）　上条幸一（マイナビ出版）
カバーデザイン	伊勢太郎（アイセックデザイン）
本文デザイン・DTP	中尾剛（株式会社バズカットディレクション）
執筆協力	鈴木泰子
イラスト	池田聡男・宮下やすこ

運動・からだ図解　腎と泌尿器のしくみ

2021年2月28日　初版第1刷発行

監修者	東間紘
発行者	滝口直樹
発行所	株式会社マイナビ出版
	〒101-0003
	東京都千代田区一ツ橋2-6-3 一ツ橋ビル2F
	電話　0480-38-6872（注文専用ダイヤル）
	03-3556-2731（販売部）
	03-3556-2735（編集部）
URL	https://book.mynavi.jp/

印刷・製本　シナノ印刷株式会社